Amharic Medical Language Anthology
የአማርኛ የሕክምና ቋንቋ መድብል

Unique Learning Style Approach
በልዩ የመማር ዘይቤ የቀረበ

Tadese Zewudu, MD

Instructor, MI, CMD

Taly Medical Interpreting & Training Center

Portland, Oregon

First Edition

ISBN: 978-0-578-88870-5

Visit Taly Medical Interpreting and Training Center on Internet:
https://www.talymeditraining.com.
to purchase additional copies of this book, or call our customer service representative **(503)400-8560** or fax to **(503)908-0379** from 8:00AM to 7:00PM PST.

Amharic Medical Language Anthology

Dedication

I dedicate this book to my beloved wife, whose tolerance, prayer, love, and support sustained me throughout this endeavor; to my colleagues, from whom I have learned so much; to everyone involved in my journey of life and success that led to this moment.

Reviewers (ሃያሲያን)

Abbie Assefa, DNP, MSN, FNP-BC, CCRN

Instructor, Family Nurse Practitioner

Oregon Health & Science University (OHSU)

Portland, Oregon

Amsalu Molla, MD

Assistant Professor of Surgery

Dean, School of Medicine, CHS

Debretabor University, School of Medicine

Debretabor, Ethiopia

Emnet Yehuwalashet, RN, BSN, CCRN

Harborview Medical center

Seattle, WA

Challa Dadi, MD

CEO, Vision of hope LLC.

Tigard, Oregon

Amharic Medical Language Anthology

Muluken Gashaw, MD

Assistant Professor of Obstetrics & Gynecology

Head, Department of Obstetrics & Gynecology

Wello University, School of Medicine, CHS

Dessie, Ethiopia

Yonas Yilma, MD

Assistant Professor of Surgery

Head, Department of Hepatobiliary Surgery

Jima University, School of Medicine, CHS

Jima, Ethiopia

Amharic Medical Language Anthology

Acknowledgements(ምስጋና)

First of all, blessed be God my lord who created a pure heart in me and renewed a steadfast spirit within me, who inspired me started and executed me. Blessed be God my lord, who trains reading my eyes, writing for my fingers, patience for my wife, excuse for my family, assistance for my friends, advising all my pioneer persons around me.

ከሁሉም በፊት ንጹሕ ልብን በውስጤ የፈጠረልኝ ቀና የሆነዉንም መንፈስ በውስጤ ያደሰልኝ ለዓይኖቼ መመልከትን ለጣቶቼ መፃፍንለባለቤቴ ትግስትን ለቤተሰቦቼ ይቅር ማለትንለጓደኞቼ መተባበርንበዙሪያዬ ላሉ ግንባር ቀደም አማካሪዎቼ ምክርን ያስተማራቸው እግዚአብሔር አምላኬ ይባረክ።

The Lord is my shepherd, I lack nothing. He makes me lie down in green pastures, he leads me beside quiet waters, he refreshes my soul. He guides me along the right paths for his name's sake. Surely your goodness and love will follow me all the days of my life, and I will dwell in the house of the Lord forever. Psalms 23:1-3,6.

እግዚአብሔር እረኛዬ ነው አንዳች አይጐድልብኝም። በለመለመ መስክ ያሳርፈኛል፣ በዕረፍት ውሃ ዘንድ ይመራኛል፣ ነፍሴንም ይመልሳታል። ስለ ስሙም በጽድቅ መንገድ ይመራኛል። በሕይወቴ ዘመን ሁሉ በጎነትና ምሕረት በእርግጥ ይከተሉኛል፣ እኔም በእግዚአብሔር ቤት ለዘላለም እኖራለሁ። መዝሙር 23:1-3,6.

Amharic Medical Language Anthology

Then, I would like to express my gratitude to everyone involved in my journey of life and success that led to this moment. My Father Shemelis Zewudu, my mother Etaferahu Siyum, and All my sisters and brothers, my beloved humble wife Liya Legesse, my dedicated mentor Aberash Assefa, my faithful and kindest family; Abinnet Haile and Desta Tessema, Kindie Fantaye, Tesfalem Zewudneh, Temesgen Beriso, Hana Beriso and her family, Meseret Zeleke and her family, Henok Asrat, Ephrem Girma, Kidanekal Hailu ,my father-confessor Abba Gedewon Weldemichael, and other religious leaders, all my generous and motivator reviewers and editors, my positive and cooperative friend Libanos Yohannes, ***Thank you very much and God bless you all and your family.***

I thank my God every time I remember you. And this is my prayer: that your love may abound more and more in knowledge and depth of insight, Philippians 1:3,9.

እናንተን ባስታወስሁ ቍጥር አምላኬን አመሰግናለሁ። ፍቅራችሁ በጥልቅ እውቀትና በማስተዋል ሁሉ በዝቶ እንዲትረፈረፍ እጸልያለሁ። ፊልጵስዩስ 1:3,9.

Amharic Medical Language Anthology

Table of contents (የይዘት ሠንጠረዥ)

Amharic Medical Language Anthology

Chapter 1. Learning Technique (የመማር ዘዴዎች)

Medical terminology word Parts (የሕክምና ቃል የቃላት ክፍሎች)

Most medical terminologies consist of two- or three-word parts with linking vowels. They are derived from Greek or Latin for this reason may look and sound odd to you. Understanding commonly used medical word parts is beneficial in learning medical terminology.

አብዛኛዎቹ የሕክምና ቃላት ሁለት ወይም ሶስት የቃላት ክፍሎች ቃላትን የሚያገናኙ አናባቢዎችን ያካተቱ ናቸው ። እነሱ ከግሪክ ወይም ከላቲን የመጡ ናቸው። በዚህ ምክንያት ለእርስዎ ያልተለመደ እና ላይመስልዎት ይችላል ። በተለምዶ ጥቅም ላይ የሚውሉ የሕክምና ቃላትን ክፍሎች መረዳቱ የሕክምና ቃላትን ለመማር ጠቃሚ ነው፡

Once you have decided and taken the time to learn the meanings of medical word parts, you will be able to perceive the intended meaning of the interconnected medical words and the language of medicine.

የሕክምና ቃል ክፍሎችን ትርጓሜዎች ለመማር ከወሰኑ እና ጊዜ ከወሰዱ በኋላ እርስ በእርስ የተገናኙ የሕክምና ቃላትን እና የሕክምና ቋንቋ የታሰበውን ትርጉም ለመገንዘብ ይችላሉ ።

The three types of word parts that modify or enhance the meaning of the medical term's root by indicating body parts and diagnosis, position and direction, numbers, and amounts, good and bad, color, physical properties and shapes, procedures, diagnosis, and treatment /surgery are:

- **Prefixes (**placed before the stem of a word)
- **Suffixes (**placed after the stem of a word)
- **Combing forms** (created by joining a word root to a combing vowel).

ሶስቱ የቃል ክፍሎች የህክምናውን ቃል ስርወ ትርጉም በማሳሻል ወይም ከፍ በማድረግ፣የአካል ክፍሎችን እና ምርመራን የአቀማመጥ እና አቅጣጫን ቁጥሮችን እና መጠኖችን ጥሩ እና መጥፎ ቀለም አካላዊ ባህሪዎች እና ቅርጾች ስነተግባሮችን ምርመራዎች እና ህክምናዎችን / የቀዶ ጥገና ሥራዎችን የሚጠቁሙት

- **ቅድመ-ቅጥያዎች** (በቃል መጀመሪያ የሚደረግ ያቃል ፊደል)
- **ድኅረ ቅጥያዎች** (ከቃል ግንድ በኋላ የሚቀመጥ) እና
- **አዋሃድ ቅጾች** (የቃል ሥርን ከማጣመሪያ አናባቢ በማዋሃድ የተፈጠሩ) ናቸው ::

When most medical terminologies are broken down to word parts indicate as follows.

አብዛኛዎቹ የሕክምና ቃላት ወደ የቃል ክፍሎች ሲከፋፈሉ እንደሚከተለው ይጠቁማሉ ::

Beginning =prefix (መጀመሪያ = ቅድመ ቅጥያ)

- *Description*; Number/amount, size, location, colors etc. (መግለጫ; ቁጥር / መጠን አካባቢ ቀለሞች ወዘተ)

Middle= Root word (መካከለኛ = ሥርወ/መሰረት ቃል)

- *Subject*; Relating to a part of the body (ርዕሰ ጉዳይ; ወደ አንድ የሰውነት ክፍል የሚዛመዱ)

Ending= Suffix (መጨረሻ = ድህረ ቅጥያ)

- *Condition*: Pertaining to a process or procedure, amount etc. (ሁኔታ; የአንድን ሂደት ወይም የአሠራር ሂደት መጠገንን ወዘተ)

Combining vowel is a vowel (usually **'O'**) that links the word root to another word root or a suffix.

Amharic Medical Language Anthology

አዋሃጅ አናባቢ (ብዙውን ጊዜ 'አ') ሥርወ ቃልን ከሌላ ሥርወ ቃል ወይም ቅጥያ ጋር የሚያገናኝ አናባቢ ነው፡፡

The examples of medical terms we have been using is diagrammed below so that you can clearly see how the word parts fit together, as well as when and why combining vowels are used.

የቃላቱ ክፍሎች እንዴት እንደሚጣመሩ እንዲሁም መቼ እና ለምን የማጣመር አናባቢዎችን ጥቅም ላይ እንደዋሉ በግልፅ ለማየት እንድንችል የተጠቀምንባቸው የሕክምና ቃላት ምሳሌዎች ከዚህ በታች ቀርበዋል ፡፡

There are three steps to follow as you begin to translate medical terminologies.

1) Translate the ***last*** word first.
2) Translate the ***first*** word next.
3) Translate ***following*** word pars in order.

የሕክምና ቃላትን መተርጎም ሲጀምሩ የሚከተሏቸው ሦስት ቀላል ደረጃዎች አሉ-

1) *የመጨረሻውን የቃል ክፍል በመጀመሪያ ይተርጉሙ።*
2) *የመጀመሪያውን ቃል ክፍል በሚቀጥለው ይተረጉሙ።*
3) *የሚከተሉትን የቃላት ክፍሎችን በቅደም ተከተል መተርጎም ፡፡*

For example, Consider the term esophagogastroduodenoscopy. This term is quite a mouthful and may seem rather scaring. However, follow the three simple steps described above, and you will see how easy it can be to translate this word's meaning. You may find it helpful to put slashes between the word parts like this: **esophag/o/gastr/o/duoden/o/scopy**. After practicing these steps a few times, you will not need to do this anymore.

ለምሳሌ, (ኢሶፋጎ ጋስትሮ ዱዎዲኖስኮፒ) esophagogastroduodenoscopy የሚለውን ቃል ያስቡ ፡፡ ይህ ቃል የተወሳሰበ እና በጣም የሚያስፈራ መስሎ ሊታይ ይችላል። ሆኖም ግን ከላይ የተገለጹትን ሶስት ቀላል ደረጃዎች ይከተሉ እናም የዚህን ቃል ትርጉም ለመረዳት ምን ያህል ቀላል እንደሆነ ያያሉ። እንደዚህ ባሉ የቃላት ክፍሎች መካከል ህዝባርን ማኖር ጠቃሚ ሆኖ ሊያገኙት ይችላሉ ፡፡

Amharic Medical Language Anthology

esophag/o/gastr/o/duoden/o/scopy :: እነዚህን እርምጃዎች ለጥቂት ጊዜያት ከተለማመዱ በኋላ ከእንግዲህ ይህንን ማድረግ አያስፈልግዎትም ::

Step 1.

_*scopy* is a **suffix** that means visual examination.

Step 2.

Esophag/o is a **combining form** that means esophagus.

Step 3.

Gastr/o is a **combining form** that means stomach.

Duoden/o is a **combining form** that means duodenum.

ደረጃ 1.

_*scopy(ስኮፒ)*; **ድህረ ቅጥያ** ሲሆን፣ የእይታ ምርመራ ማለት ነው።

ደረጃ 2.

Esophag(ኢሶፋግ)/o; **የማጣመር ቅጽ** ሲሆን፣ የምግብ ቧንቧ ማለት ው።

ደረጃ 3.

Gastr(ጋስትር)/o; **የማጣመር ቅጽ** ሲሆን፣ ጨጓራ ማለት ነው ::

Duoden(ዱዎደን)/o; **የማጣመር ቅጽ** ሲሆን፣ ቀዳማይ ቀጭን አንጀት /የትንሹ አንጀት የመጀመሪያ ክፍል ነው ::

COMBINING VOWEL

Example Esophagogastroduodenoscopy

A test used to visualize the Upper GI tract (Esophagus, stomach, & Duodenum

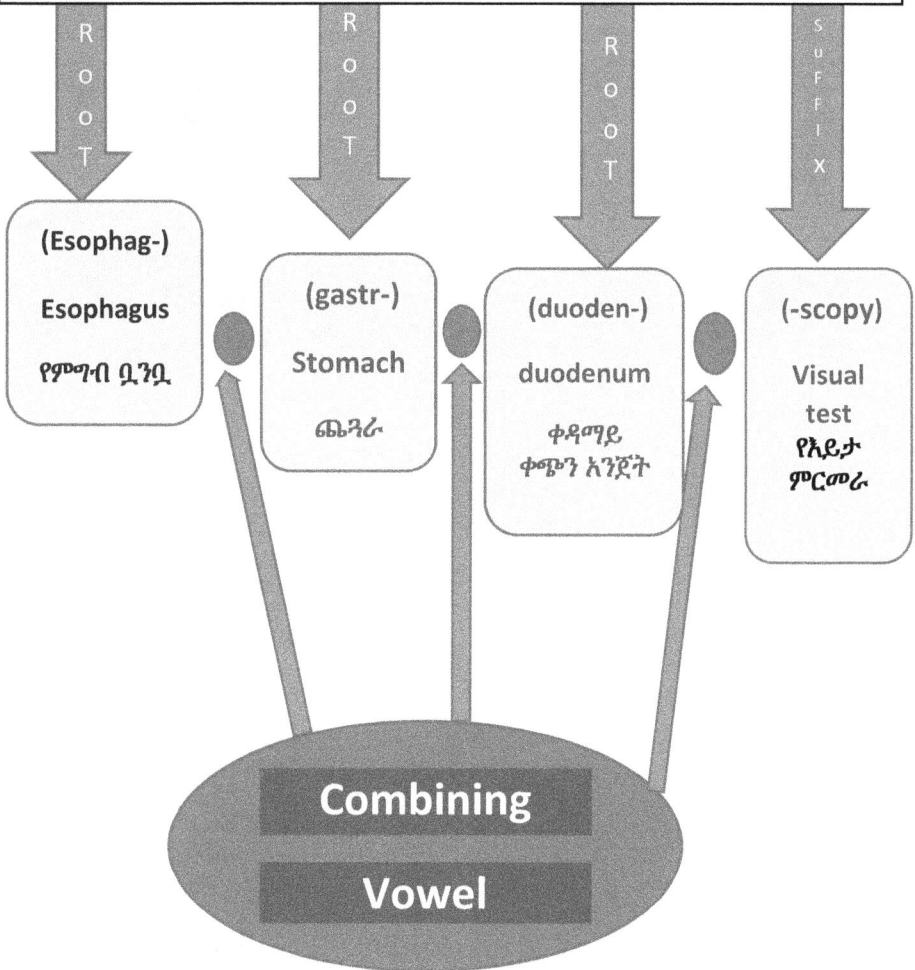

R
O
O
T

R
O
O
T

R
O
O
T

S
U
F
F
I
X

(Esophag-)

Esophagus

የምግብ ቧንቧ

(gastr-)

Stomach

ጨጓራ

(duoden-)

duodenum

ቀዳማይ
ቀጭኗን አንጀት

(-scopy)

Visual
test
የአይታ
ምርመራ

Combining

Vowel

Hyperglycemia (ከፍተኛ የደም ውስጥ ስኳር)

Excessive amount of glucose in the blood.

Hyper- + glyc- + -emia

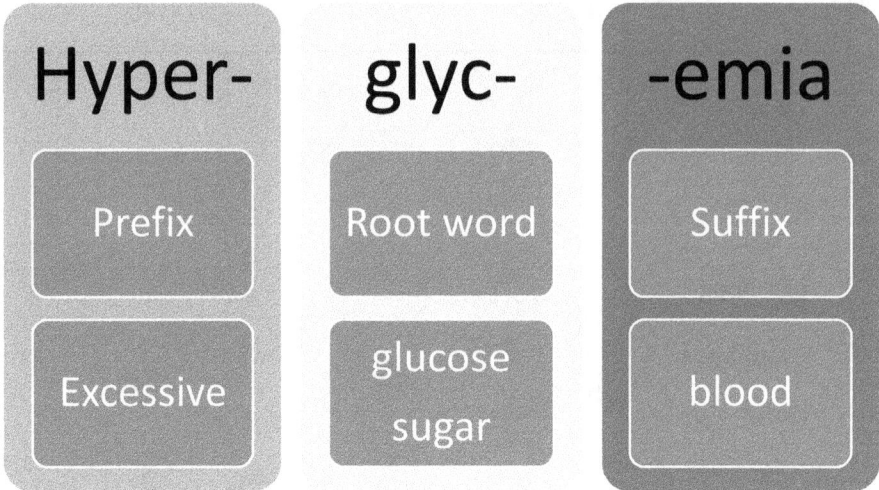

Hyper-	glyc-	-emia
Prefix	Root word	Suffix
Excessive	glucose sugar	blood

Hypoglycemia (ዝቅተኛ የደም ስኳር)

Low amount of glucose in the blood.

Hypo- + glyc- + -emia

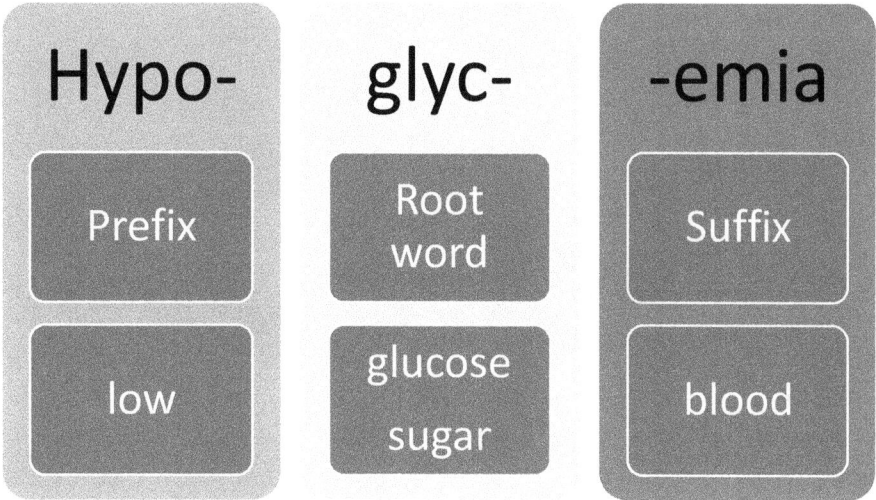

Hypo-	glyc-	-emia
Prefix	Root word	Suffix
low	glucose sugar	blood

Hypothermia (ዝቅተኛ/ከመጠ በታች የሰውነት ሙቀት)

Low body temperature

Hypo- + therm- + -ia

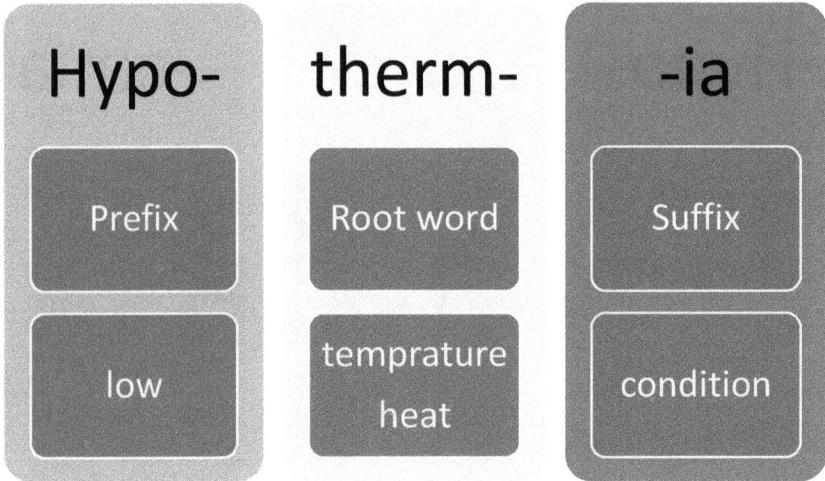

Hyperthermia (ከፍተኛ/ከመጠን በላይ የሰውነት ሙቀት)

Excessive amount of body temperature(overheating)።

Hyper- + therm- + -ia

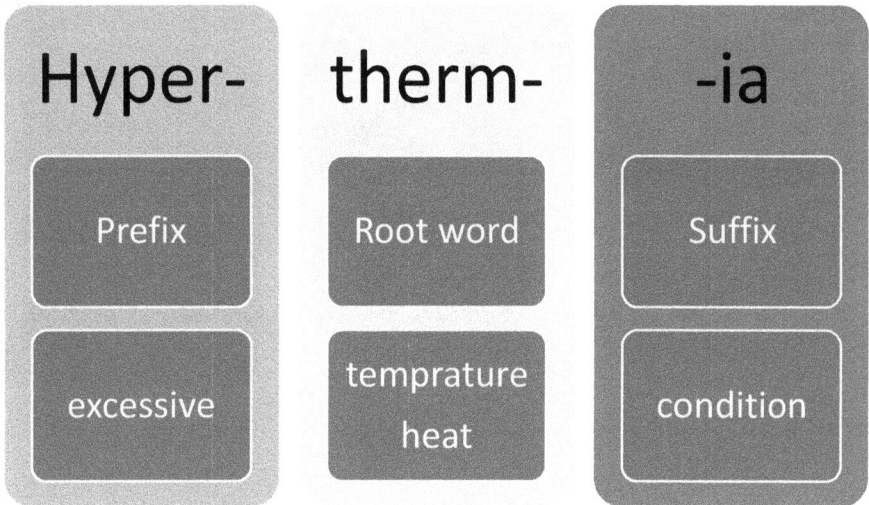

Hyper-	therm-	-ia
Prefix	Root word	Suffix
excessive	temprature heat	condition

Thermometer (የሙቀት መለኪያ መሳሪያ)

An instrument/a device that measure temperature.

Therm- + o + -meter

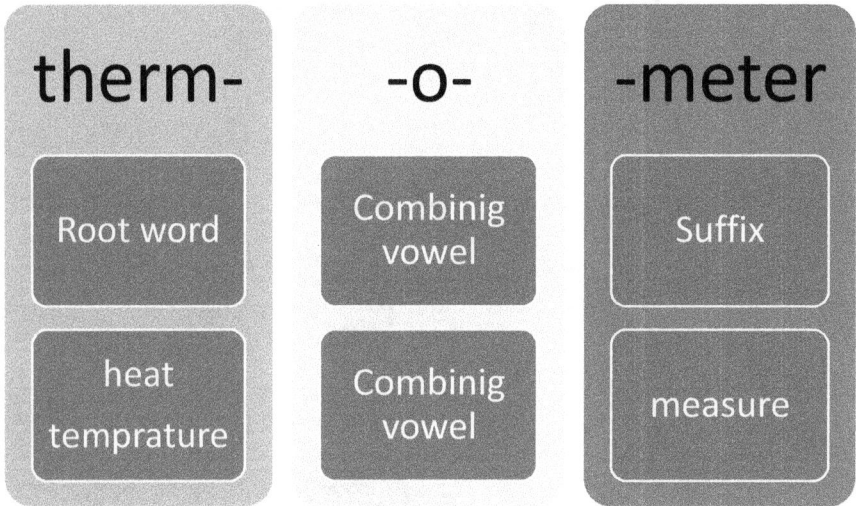

Cyanosis (The bluish discoloration of the skin due to the tissues near the skin surface having low oxygen saturation.)

በቆዳው ወለል አጠገብ ባሉ ሕብረ ሕዋሶች ውስጥ ዝቅተኛ የኦክስጂን መጠን ምክንያት ቆዳው ወደ **ሰማያዊ** ቀለም መቀየር።

Cyan- + o + -sis

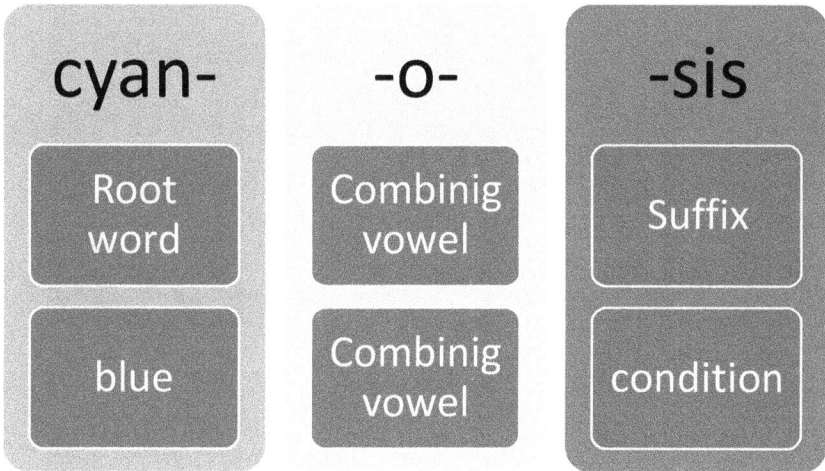

00

Menopause (ማረጥ, የወር አበባ ጊዜ በቋሚነት ማቆም)

The permanent cessation of menstruation
(menstrual period stop permanently)

Men- + o + -pause

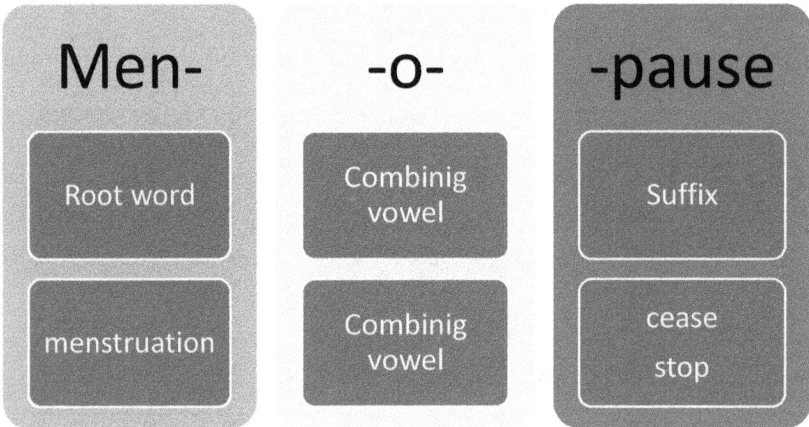

Mammography (የጡት የራጅ ምርመራ)

Radiologic examination of the breast. (x-ray photography)

Mamm- + o + -graphy

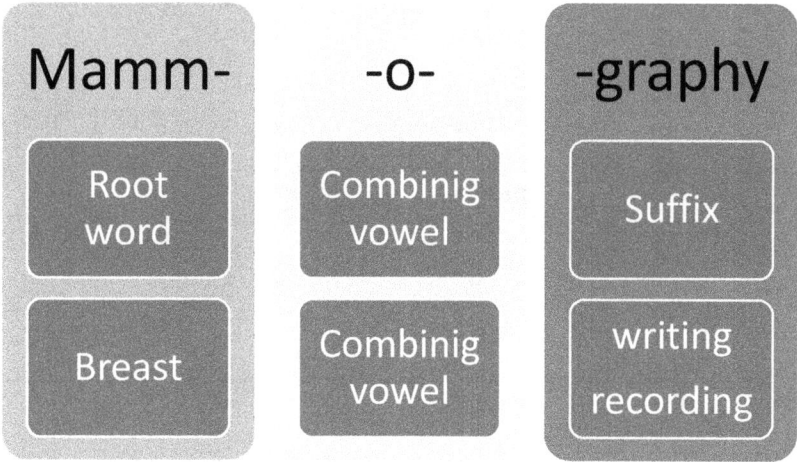

Chapter 2. Basic Terminology (መሰረታዊ ቃላት)		
Word Parts (የቃል ክፍሎች)	English Meaning (የእንግሊዝኛ ትርጉም)	Amharic Meaning (የአማርኛ ትርጉም)
-ac	Pertaining to	በተመለከተየሚመለከት
andr-, andro-	male	ወንድ
auto-	self	ራስን
bio	life	ሕይወት
chem-, chemo-	chemistry	ኬሚስትሪ
colp-, colpo-	vagina	የሴት ብልት (እምስ)
cyst-, cysto-	cell	ሕዋስ
-blast-, -blasto, -blastic	bud, germ	እምቡጥ ቡቃያ፣ቀንበጥ
-cyte, -cytic	cell	ሕዋስ
fibr-, fibro	fiber	አሰርቃጫ
gluco-, glycol-	glucose, sugar	ግሉኮስስኳር
gyn-, gyno-, gynec	female	ሴት፣ንስት

hetero-	other, different	ሌላየተለየ
hydr-, hydro-	water	ውኃ
idio-	self, one's own	ራስ
-ity	Pertaining to	በተመለከተገባ
karyo-	nucleus	ፍሬ ህዋስ መነሻማዕከል
neo-	new	አዲስእንግዳ
-ous	pertaining to	በተመለከተተገባ
oxy-	sharp, acute, oxygen	ኀይለኛአጣዳፊኦክሲጅን
pan-, pant-, panto-	all or everywhere	ሁሉም፣በየቦታውሁሉም ቦታ
pharmaco-	drug, medicine	መድኃኒት፣ ፈውስ
re-	again, backward	እንደገናበድጋሜወደ ኋላየኋሊት
somat-, somatico-, somato-	body, bodily	አካልገላሥጋዊ

Chapter 3. Body parts and disorders (የአካል ክፍሎች እና ችግሮች)		
Word Parts (የቃል ክፍሎች)	English Meaning (የእንግሊዝኛ ትርጉም)	Amharic Meaning (የአማርኛ ትርጉም)
acous-, acouso-	hearing	መስማት
aden-, adeno-	gland	እጢ፣አመንጭ
adip-, adipo-	fat	ጮማ(ስብ)፣ ሞራ፣ወፍራም
adren-, adreno-	gland	እጢ፣አመንጭ
angi-, angio-	artery	ደም ወሳጅ
arthr-, arthro-	joint	አንጓ መገጣጠሚያ
blephar-	eyelid	የአይን ቆብ፣ የዓይን ሽፋን
bronch-, bronchi-	bronchus (large airway that leads from the trachea (windpipe) to a lug	የትንፋሽ ቧንቧ
bucc-, bucco-	cheek	ጉንጭ
burs-, burso-	bursa (a small, fluid -filled sac that acts as a cushion between a bone and other moving parts)	ፈሳሽ የተሞላ ከረጢት

carcin-, carcino-	cancer	ነቀርሳ፣ ካንሰር፣ ነቀርሳ በሽታ
cardi-, cardio-	heart	ልብ
cephal-, cephalo-	head	ራስ ጭንቅላት አናት
chol-	bile	ሐሞት አሞት
chondr-	cartilage	ልምአፅም፣ ልማፅም፣ አዲስ አጥንት
coron-	heart	ልብ
cost-	rib	ጎድን፣ውግርት
crani-, cranio-	brain	አንጎል
cutane	skin	ቆዳ
cyst-, cysti-, cysto-	bladder or sac	ፊኛ
dactyl-, dactylo-	digit (finger or toe)	ጣት
derm-, dermato-	skin	ቆዳ
duodeno-	duodenum (the first part of your small intestine, right after your stomach)	ቀደማይ ቀጭን አንጀት
-esthesio	sensation	ስሜት፣ሕውስታ
gloss-, gloss-	tongue	ምላስ
gastr-	stomach	ጨጓራ፣ሆድ

gnath-, gnatho-	jaw	መንጋጭላ መንጋጋ
grav-	heavy	ከባድ ከፍ ያለ ጥቅጥቅ ያለ ኀይለኛ
hem, hema-, hemat-, hemato-, hemo-	blood	ደም
hepat-, hepatico-, hepato-	liver	ጉበት
hidr-, hidro-	sweat	ማላብ ፣ላብ፣ወዛ፣ተቅለጠለጠ
hist-, histio-, histo-	tissue	ህብረህዋስ
hyster-, hysteron-	uterus	ማሕፀን
ileo-	ileum (the lower part of the small intestine)	ዳህራይ ቀጭን አንጀት
irid-, irido-	iris	መጣኔ ብርሃን
ischi-, ischio-	ischium (the lower and back part of the hip bone)	መንበር (አጥንት)፣ አፅመቂጥ
-ium	structure or tissue	መዋቅር/ህብረ_ህዋስ
kerat-, kerato-	cornea (eye or skin)	ብርሃን አሳላፊ፣ የዓይን ፊት ለፊት ግልጽ ሽፋን
lacrim-, lacrimo-	tear (from your eyes)	እንባ

Amharic Medical Language Anthology

Lact-, lacti-, lacto-	milk	ወተት
laryng-, laryngo-	larynx (voice box)	ማንቁርት/የድምፅ ሳጥን
lingu-, linguo-	tongue	ምላስ
lip-, lipo-	fat	ጮማ (ስብ)፣ወፍራም፣ድልብ
lith-, litho-	Stone	ድንጋይ
lymph-, lympho-	lymph	የፍርንትት ፈሳሽ/ውሃ
mamm, mast-, masto	breast	ጡት
mening-, meningo-	meninges (the membranes that surround the brain and spinal cord	አንጎል ሰረሰር ልባስ/ሽፋን
muscul-, musclo-	muscle	ጡንቻ
my-, myo-	muscle	ጡንቻ
myel-, myelo-	spinal cord or bone marrow	ሰረሰር ወይም መቅን፣ መቅኒ/ቅልጥም
myring -, myringo-	eardrum	ጆሮ ታምቡር (ከበሮ)
nephr -, nephron-	kidney	ኩላሊት

neur-, neuri-, neuro	nerve	ነርቭ
oculo-	eye	ዓይን
odont-, odonto-	tooth	ጥርስ
onych-, onycho-	fingernail, toenail	የጣት ጥፍር፣ የእግር ጥፍር
oo-	egg, ovary	እንቁላል ፣እንቁልጢ፣ እንቁላል አመንጪ
oophor-, oophoro-	ovary	እንቁልጢ
op-, opt-	Vision	የማየት ችሎታ፣ እይታ
ophthalm-, ophthalmo -	eye	ዓይን
ochid-, orchido-, orchio-	testis	ቆለጥ፣ የብልት ፍሬ
ossi-	bone	አጥንት፣አፅም
osseo-	bony	አጥንታም ያጥንት
ost-, oste-, osteo-	bone	አጥንት፣አፅም
ot-, oto-	ear	ጆሮ
ovari-, ovario-, ovi-, ovo-	ovary	እንቁልጢ
phalang -	phalanx (any bone in the fingers or toes	የጣት አጥንት፣አፅመ ጣቶች

Amharic Medical Language Anthology

pharyng -, pharyngo-	Pharynx, throat	ጉሮሮ
phleb-, phlebo-	vein	የጥቁር ደም አገዳ፣ ደም መላሽ
phob-, phobia	fear	ፈራ ሰጋት
Phren-, phreni-, phrenico-, phreno-	diaphragm	ደረትን ከጨጓራ የሚለይ ጡንቻ
pleur-, pleura-, pleuro-	rib, pleura (membrane that wraps around the outside of your lungs and lines the inside of your chest cavity)	ጎድን፣ ደረት ገበር፣ ልባስ ሳንባ ወኢቃፊ
Pneum-, pneuma-, pneumat-, pneumato-	air, lung	አየር፣ ሳንባ
pod-, podo	foot	እግር
prostat-	prostate	ፍስ ውሃ እጢ፣ ፕሮስቴት እጢ
psych-, psyche-, psycho-,	mind	ናላ አዕምሮ
Proct-, procto-	anus, rectum	ፊንጢጣ ሬብ
pyel-, pyelo-	pelvis	ዳሌ
rachi-	spine	የጀርባ አጥንት፣አከርካሪ
rect-, recto-	rectum	ሬብ

ren-, reno-	Kidney	ኩላሊት
retin-	Retina (of the eye)	አይነ ርግብ
rhin-, rhino-	nose	አፍንጫ የማሽተት ችሎታ
salping-, salpingo-	tube	የማህፀን ቱቦ
sial-, sialo-	saliva, salivary gland	የምራቅ እጢ
sigmoid-, sigmoido-	sigmoid colon sigma (ς)	ሲግማሰል ደንዳኔ (የዳሌ ደንዳኔ) ('S' ኤስ ቅርጽ ያለው ደንዳኔ)
splanchn-, splanchni-, splanchno-	viscera (internal organ)	የውስጥ አካል
sperma-, spermato-, spermo-	sperm	ወንዴ ዘር የወንዱ የዘር ፍሬ
spirat-	breathe	ተነፈሰ አስተነፈሰ
splen-, spleno-	spleen	ጣፊያ
spondyl-, spondylo-	vertebra	አከርካሪ (ደንደስ)፣ የጀርባ አጥንት
stern-	sternum (breastbone)	የደረት አጥንት
stom-, stoma-, stomat-, stomato-	mouth	አፍ መግቢያ
thel-, thelo-	nipples	የጡት ጫፍ

Amharic Medical Language Anthology

thorac-, thoracico-, thoraco-	chest	ደረት
thromb-, thrombo-	Blood clot	ደም አይነት
thyr-, thyro-	thyroid gland	የእንቅርት እጢ
trache-, tracheo-	trachea (windpipe)	የአየር ቧንቧ፣ ቀሰብ፣ ትንቧ
tympan-, tympano	eardrum	የጆሮ ታምቡር
ur-, uro-	urine	ሽንት
uri-, uric-, urico-	uric acid	የፕዩሪን ኑክሊዮታይድ ንጥረ-ነገር (ሜታቦሊዝም) ውጤት ሲሆን መደበኛ የሽንት አካል ነው፣
-uria	In the urine	በሽንት ውስጥ
vagin-	vagina	የሴት ብልት (እምስ)
varic-, varico-	duct, blood vessel	ደም ቧንቧ፣ የደም ሥር
vasculo-	Blood vessel	ደም ቧንቧ፣ የደም ሥር
ven-, veno-	vein	የጥቁር ደም አገዳ፣ ደም መላሽ
vertebr-	vertebra, spine	አከርካሪ (ደንደስ)፣ የጀርባ አጥንት
vesic-, vesico	vesicle (cyst or pouch)	ውሃቋጠር (ቆዳ)

Amharic Medical Language Anthology

Chapter 4. Location, direction, or Time (ቦታ/አቅማመጥ አቅጣጫ ወይም ግዜ)		
Word Part (የቃል ክፍሎች)	English Meaning (የእንግሊዝኛ ትርጉም)	Amharic Meaning (የአማርኛ ትርጉም)
ab-, abs-	opposite to፣ away from	ከ አንፃር፣ ተቃራኒ
ambi-	both	በሁለቱም
ante-	before, forward	በፊት
circum-	around	ዙሪያ
cycl-	circle cycle	ክበብ፣ዑደት
dextr-, dextro-	right side	ቀኝ
de-	away from, ending	ከ የራቅ፣መጨረሻ
dia-	across, through	ባሻገር፣ ከዳር እስከዳር፣ በመላዉ
ect-, ecto-, exo-	outer, outside	ከውጭ፣አደጅ
en-	inside	ውስጥ
end -, endo-, ent-, enter-, entero-	within, inner	በውስጥ፣ በግቢ

epi-	upon, outside of	ከላይ፣በሌላ
ex-, extra-	beyond	አልፎ፣ከበላይ፣ባሻገር
infra-	beneath, below	ከሥር፣ በታች
inter-	between	በመካከል፣ከሁለት መሀል
intra-	within	በውስጥ፣ በግቢ
meso-	middle	መካከለኛ፣ አጋማሽ
meta-	change, beyond	መቀየር፣ መለወጥ
para-	alongside	አጠገብ፣ዳርቻ፣ከጎን
per-	through	ውስጥ ለውስጥ፣ከዳር እስከ ዳር
peri-	around	በዙሪያ፣እዚህ
post-	behind, after	በኋላ፣በስተኋላ
pre-	before, in front	ከበፊት፣ከዚህ በፊት፣ በመጀመሪያ
retro-	backward, behind	ከኋላ፣ወደኋላ
sinistr-, sinistro-	left, left side	ግራ
sub-	under	በታች
super-	above	በላይ፣ከላይ
supra-	above, upon	በላይ፣በሌላ
sy-, syl-, sym-, syn-, sys-,	together	አብረው፣አንድ ላይ፣በመተባበር

Amharic Medical Language Anthology

Chapter 5. Size, quantity, and Number

(መጠን ብዛት እና ቁጥር)

Word Part (የቃል ክፍሎች)	English Meaning (የእንግሊዝኛ ትርጉም)	Amharic Meaning (የአማርኛ ትርጉም)
a-, an	absent, lacking	ቀሪ፣ ያልተገኘ ፣ጎደለ አነሰ
ambi-	both	ሁለቱም
bi-, di	two	ሁለት
brady-	slow	በዝግታ
dec(i)-	ten	አስር
diplo-, dupli-	double	እጥፍ ሁለት
equi-, iso-	same	ተመሳሳይ፣ያዉ፣አንድ አይነት
eu-	normal, average	ትክክለኛ የተለመደ ፣ አማካይ
haplo-	single	አንድ አንድ ብቻ፣ብቻውን
hemi-, semi-,	half	ግማሽ፣እኩል
hept(a)-	seven	ሰባት
hex(a)-	six	ስድስት
homo-	same	ተመሳሳይ፣ያዉ፣አንድ አይነት

Amharic Medical Language Anthology

hyper-	above, beyond, excessive	ከላይ፣በላይ
hypo-	under, deficient	ከስር፣ ከታች፣ በታች
iso-, equi-,	equal, like	እኩያ፣አቻ፣ተመሳሳይ
macro-	large, long, big	ትልቅ
meg-, mega-, megal-, megalo-, megaly	great, large	ግዙፍ፣ ሰፊ፣ከፍተኛ
mic-, micro-	small	ትንሽ፣ረቂቅ
mon-, mono-, uni-,	one	አንድ
multi-	many	ብዙ፣እጅግ
nan(a)-	nine	ዘጠኝ
nulli-	none; lucking	ምንም፣ አንድም፣ ጎደለ አነሰ
oct(a)	eight	ስምንት
olig-, oligo-, pauci-	few, little	ጥቂት
Pan-, omni-	all	ሁሉም
Pent(a)-	five	አምስት
poly-	many, excessive a lot	ከመጠን በላይ
primi-	first	የመጀመሪያ፣የሚቀድም፣ አንደኛ፣ፊተኛ
quadri-, tetra-	four	አራት

Amharic Medical Language Anthology

semi-, hemi-	half	ግማሽ
tachy-	fast	ፈጣን፤ቶሎ
tetra-, quadri-,	four	አራት
tri-	three	ሦስት
uni-, mon-, mono-	one	አንድ

Chapter 6. Colors (ቀለሞች)

Word Part (የቃል ክፍሎች)	English Meaning (የእንግሊዝኛ ትርጉም)	Amharic Meaning (የአማርኛ ትርጉም)
argent-	silver	ብርማ፣ ብር
carotene, cirrhos-	orange	ብርቱካናማ፣ ብርቱካንማ
chlor-, chloro	green	አረንጓዴ
chrom-, chromato-	color	ቀለም
chrys(o)-	gold	ወርቃማ፣ ወርቅ
cyano-	blue	ሰማያዊ
erythr-, erythro-, erythema-, erythemo-, eosino-, rubr(i/o)-, rhod-	red	ቀይ
fusc(o)-	brown	ቡናማ ቡና ዓይነት፣ ቡኒ
leuk-, leuko-, albino, albus-, cand-,	white	ነጭ
-lucent	transparent	ግልፅ ብርሃንን የሚያሳልፍ
melan-, melano-, nigr-,	black	ጥቁር

Amharic Medical Language Anthology

-opaque	Non-transparent	ብርሃን የማያስተላልፍ፤ አያሳይ፤ከል
photo-	light	ብርሃን መብራት፤ብሩህ
purpur(o)-, porphyr(o)-	purple	ሐምራዊ ፤የወይን ጠጅ
roseo-	Pink (rosey)	ሮዝ ቀላም
tephro-, glauco-, polio-,	gray	ግራጫ፤ ሽበት
xanth-, xantho-, cirrho-, flav(o)-, jaund(o)-, lute(o)-,	yellow	ቢጫ

Chapter 7. Physical properties and shapes

(አካላዊ ባህሪዎች እና ቅርጾች)

Word Part (የቃል ክፍሎች)	English Meaning (የእንግሊዝኛ ትርጉም)	Amharic Meaning (የአማርኛ ትርጉም)
-cele	bulge	አሳበጠ፣ተወጠረ
elect-	electrical	ኮረንቲ፣ኤሌክትሪክ
kin-, kine-, kinesia-, kinesio-, kino-	movement	እንቅስቃሴ
kyph-, kypho-	humped	ሻኛ፣ ጉብታ
morph-, morpho-	shape	ቅርፅ
rhabd-, rhabdo-	rod-shaped, striated	በትር-ቅርፅ፣ የመስመር ምልክት
scoli-, scolio	twist	ጠምዛዛ
cry-, cryo-	cold	ቀዝቃዛ፣በረዶ
phon-, phono-	sound	ድምፅ
phos-	light	ብርሃን፣መብራት
Phot-, photo-	light	ብርሃን፣መብራት
reticul-, reticulo-	net	መረብ

Amharic Medical Language Anthology

therm-, thermo-	heat	ሙቀት፤ትኩሳት
teno-	tone, tension, pressure	ቃና፤ ውጥረት፤ግትርነት

Chapter 8. Good and bad (ጥሩ እና መጥፎ)		
Word Part (የቃል ክፍሎች)	English Meaning (የእንግሊዝኛ ትርጉም)	Amharic Meaning (የአማርኛ ትርጉም)
-alge, -algesi	pain	ህመም(ስቃይ)
anti-	against	ተቃወመ፣ተቃራኒ
contra-	against	ተቃራኒ፣ በተቃዋሚነት
dis-	separation, taking apart	መለያየት፣ ግንኙነት ማቋረጥ
-dynia	pain, swelling	ህመም፣ እብጠት
dys-	difficult, abnormal	አስቸጋሪ፣ ከተፈጥሮ የተለየ ቅጥ ያጣ
-eal, -ial	pertaining to	የሚመለከታቸው
-ectasis	expansion or dilation	አዘረጋ አሰፋ
-emesis	vomiting	አስመለሰ አስታወከ
-emia	blood condition	የደም ሁኔታ
-esis	state or condition	ሁኔታ
eu-	good, well	ጥሩ ፣ ደህና
-ia	condition	ሁኔታ
-iasis	condition, formation of	ሁኔታ፣ ምስረታ

Amharic Medical Language Anthology

-ism	condition	ሁኔታ
-ites, -itis	inflammation	የሰውነት ማጎረብረብ፣ብግነት
-lysis, -lytic, -lyso, -lys	break down, destruction, dissolving	ሰበረ፣ ማፍረስ፣ አሟሟ
mal-	bad	መጥፎ ጎጂ የተበላሸ ጸያፍ ክፉ
-malacia	softening	ማለስለስ
-mania	morbid impulse towards an object/thing	ወደ አንድ ነገር ላይ አስከፊ ተነሳሽነት
myc-, myco-	fungus	እንደ እርሾ እና ሻጋታ ያሉ ረቂቅ ተሕዋስያን፣ፈንገስ
myx-, myxo-	mucus	ንፍጥ/ንፋጭ
necr-, necro-	death	ሞት፣ እልቂት
normo-	normal	ጤናማ ነፃ ትክክለኛ የተለመደ
-odyn	pain	ህመም፣ስቃይ
-oma	tumor	እብጠት
-oid	resembling	መምሰል፣መሰለ
ortho-, ortho-	straight, normal, correct	ቀጥ ያለ ፣መደበኛ፣ ትክክለኛ
-osis	condition, usually abnormal	ሁኔታ ብዙውን ጊዜ ያልተለመደ

Amharic Medical Language Anthology

-pathy, patho-, path-	disease	በሽታ ህመም
-penia	deficiency, lack of	እጥረት ጉድለት
-phagia, phagy	eating, swallowing	መብላት፣ መዋጥ ዋጠ ለመብል
-phasia	speech	ንግግር ቋንቋ መናገር
-plasia, -plastic	growth	እድገት፣ እብጠት
-plegia	paralysis	የሰውነት መሥለል፣ሽባነት፣ ልምሻ ፣ ብድናት (በድንነት)፣ መንቀሳቀስ አለመቻል
-pnea	breathing	ተነፈሰ አስተነፈሰ
-poiesis	production	መሥራት፣ምርት፣ምረታ
-praxia	movement	እንቅስቃሴ
Pro-	favoring, supporting	ወደደ፣ አበላለጠ አመቸ ደገፈ መረጠ
pseudo-	false	የውሸት፣ትክክል ያልሆነ ሐሰተኛ፣ ከንቱ ፣አጉል
-ptosis	falling, dropping	መውደቅ፣ ረገፈ ጣለ ወረደ ወለቀ፣ ዝቅ አለ
pyo-	pus	መግል
pyro-	fever	ትኩሳት ፣ትኩሳት የሚያስከትል በሽታ
onco-	tumor, bulk, volume	እብጠት፣ዕጢ፣ግዙፍነት፣ ውድለት

Amharic Medical Language Anthology

-rrhage, -rrhagic	bleeding,	ደም አወጣ ደማ፣ መድማት፣ የደም መፍሰስ
-rrhea	flow or discharge	መፍሰስ መውረድ
sacro-	muscular, fleshlike	ጡንቻማ፣ ጠንካራ፣ሥጋ ሰውነት፣ አካል
schisto-,	split, cleft, division	ተከፈለ፣ ተሰነጠቀ፣ መለየት
schiz-, schizo-	split, cleft	ተከፈለ ፣ተሰነጠቀ፣ መለየት
sclera-, sclero-	hardness	ጥንካሬ፣ጭንጫነት፣ጥኑነት
-sclerosis	hardening	አበረታ ፣አጸና ፣አጠነከረ ይበልጥ ጠጠረ፣ ባሰ
-sis	condition	ሁኔታ
-spasm	muscle condition	የጡንቻ ሁኔታ
spasmo-	spasm	የጡንቻ መኮማተር
-stasis	slowing, stoppage	ዝግታ፣ ዘገምተኛ፣ መከልከል መዘግየት
sten-, steno-	narrowed, blocked	አጠበበ፣ ቀጭን፣ አገደ ታገደ ደፈነ ተደፈነ ከለለ አግድ
-taxis	movement	እንቅስቃሴ
-trophy	growth	እድገት፣ እብጠት

Amharic Medical Language Anthology

Chapter 9. Procedures, diagnosis, and surgery

(ምርመራዎች፣ስነተግባሮች እና ቀዶ ጥገና)

Word Part (የቃል ክፍሎች)	English Meaning (የእንግሊዝኛ ትርጉም)	Amharic Meaning (የአማርኛ ትርጉም)
-centesis	surgical puncture to remove fluid	ፈሳሽ ለማስወገድ የቀዶ ጥገና ቀዳዳ
-desis	surgical binding	በቀዶ ጥገና ማሰር
-ectomy	cut out, removal	ቆርጦ ማውጣት፣ማስወገድ
-gram, -graph, -graphy	recording, written	መቅዳት፣መፃፍ
-meter	device used for measuring	ለመለካት የሚያገለግል መሳሪያ
-metry	measurement of	የመለኪያ
-opsy	visual examination	የእይታ ምርመራ
-ostomy	opening	ቀዳዳ፣መክፈቻ፣መግቢያ
-otomy	incision	ብጣት፣መቁረጥ
-pexy	surgical fixation	በቀዶ ጥና ማያያዝ፣መጠገን፣ ማስተካከል
-plasty	surgical reconstruction	በቀዶ ጥና መልሶ ሰራ፣ገነባ

radio-	radiation, radius	ጨረር
-rrhaphy	suture	ስፌት
-scope, -scopy	examine, for examining	ለ/መመርመር
-stomy	surgical opening	የቀዶ ጥገና ቀዳዳ፤ክፍት ቦታ
-tomy	cutting; incision	መቁረጥ
-tripsy	crushing	መፍጨት

Chapter 10. Pain (ሕመም)

Medical / English terminology (የሕክና /የእንግሊዝኛ ቃላት)	Amharic Meaning (የአማርኛ ትርጉም)
Burning	የሚያቃጥል ህመም፣ መንደድ
Constant	የማያቋርጥ፣ የሚጸና፣ የማይለወጥ
Cramping pain	ጭብጠት፣ጭብጥ የሚያደርግ
Deep	ጥልቅ የጠለቀ
Dull pain/blunt/reduced	መለስተኛ ህመም ደብዘዝ ያለ መጠነኛ፣ ስለታም ባያልሆነ ነገር እንደመቆረጥ
Intermittent (comes and goes)	አልፎ አልፎ (ይመጣል ይሄዳል) ፣ የማይዘወተር፣ አገርሺ.
Like a knot	እንደ ቋጠሮ
Numb/ desensitizing/ anesthetizing	መደንዘዝ ደነዘዘ
Pinching	ቆነጠጠ፣ቀረጠፈ.፣ያዘ
Radiate	በየአቅጣጫው ተከፋፈለ፣ ተሰራጨ
Sensitive to the touch	ለመንካት ስሜታዊ፣ቁጡ
Sharp pain	ስል ሕመም፣ ስለታም በሆነ እንደመቆረጥ
Sore	የቆሰለ፣ የቁስል ከባድ

Amharic Medical Language Anthology

Stabbing pain	በሾለ እቃ አቆሰለ/ ወጋ፣ መውጋት
Throbbing	ጠዘጠዘ፣ የሚመታ ህመም
Tingling	ወረረ ወረረው፣/መቧጨር

Chapter 11. Drugs and Drugs Classification (መድኃኒቶች እና የመድኃኒቶች ምደባ)		
Drug nomenclature stem (የምድኃኒት ስያሜ ግንድ)	English Meaning (የእንግሊዝኛ ትርጉም)	Amharic Meaning (የአማርኛ ትርጉም)
-adol	analgesic	የሕመም ማስታገሻ
-antel	anthelmintic	ፀረ-ጥገኛ ትላትል/ተባይ
ant-, anti	against	በተቃርኖ
-aril	antiviral	ፀረ-ቫይረስ
arte-	antimalarial	ፀረ-ወባ
-azocin	antihypertensive	ፀረ- ደም ግፊት፣/ የደም ግፊት የሚቀንስ
-bendazole	anthelmintic	ፀረ-ተዋሕስያን/ትላትል፣ጥገኛ ትሎችን የሚያጠፉ
-caine	local anesthetics	የተወሰነ የሰዉነት ክፍልን የሚያደነዝዝ
-cidal, -cide	destroying, killing	የሚያጠፋ፣ ገዳይ
-cillin	penicillin	ፔኒሲሊን
-clasis, -clast	to break	የሚሰብር፣የሚያፈርስ፣ የሚገታ

-conazole	antifungal (systemic)	ፀረ-ሻገቶ/ፈንገስ
-constriction	narrowing	የሚያጠብ/የሚጠብ
contra-	opposite, against	የሚቃረን
-dralazine	antihypertensive	ፀረ- ደም ግፊት፣/ የደም ግፊት የሚቀንስ
-ectasis	dilatation, expansion	የሚያሰፋ
-esthesia	sensation	ስሜት፣ሕውስታ
-emesis	vomiting	ማስታወክ፣ ማስመለስ
-formin	hypoglycemic agent (oral)	የደም ግሉኮስ/ስኳር የሚቀንስ
-gen, -genesis, -genic, -genous	creating, producing	የሚያመጣ፣የሚፈጥር፣ የሚያመርት
-kinesia, -kinesis	movement	መንቀሳቀስ፣ መለወጥ
-lysis	destruction	ማፍረስ፣ማጥፋት
-nidazole	antiprotozoal	ፀረ-ጥቃቅን እንስሳ/ቀዷም እንስሳ
-pause, -stasis	cessation, stopping	ማቋረጥ፣ ማቆም
-peridol	Antipsychotic/Neuroleptic	ፀረ-አእምሯዊ
-phage, -phagia	eating, swallowing	መብላት፣ መዋጥ
-prazole	antiulcer	ፀረ-ቁስል

Amharic Medical Language Anthology

-pressin	vasoconstrictor	የደም ቧንቧን የሚያጠብ
-pril	antihypertensive	ፀረ- ደም ግፊት፣/ የደም ግፊት የሚቀንስ
-profen	antiinflammatory	ፀረ-ብግነት
-semide	diuretics (loop)	አሻኚ/አሸኚ፣ የሽንት መድኃኒት
-spasm	sudden involuntary contraction	ድንገተኛ ያለፍቃድ መኮማተር
-terol	bronchodilator	የአየር ቧንቧን የሚያሰፋ
-thiazide	diuretics	አሻኚ፣ የሽንት መድኃኒት
-tidine	H2-receptor antagonist	ተቀባይ ተቃዋሚ
tox-	Toxin, poison	መርዝ፣ ብክለት
-uresis	urination	መሽናት

Chapter 12. Medical Instruments and supplies (የሕክምና መሣሪያዎች እና አቅርቦቶች)	
Medical instruments & Supplies (የሕክምና መሣሪያዎች እና አቅርቦቶች)	Amharic Meaning (የአማርኛ ትርጉም)
Artificial limb	ሰው ሰራሽ አካል (እጅና እግር)
Bed pan	የህመምተኛ/የአልጋ ቁራኛ መፀዳጃ እቃ
Blood pressure Cuff/monitor	የደም ግፊት መለኪያ
Brace	መደገፊያ፣ማሰሪያ (የተጎዳ የአካል ክፍልን)
-Ankle	የቁርጭምጭሚት
-Cervical collar	የአንገት
-Elbow	የክርን
-Finger	የጣት
-Knee	የጉልበት
-Leg	የእግር
-Teeth	የጥርስ
Breast Pump	ከሚያጠቡ ሴቶች ጡት ውስጥ ወተት የሚያወጣ

Amharic Medical Language Anthology

Breathing tube	የመተንፈሻ ቱቦ
Cane	ከዘራ፣ ሽመል
Cardiac Monitor	የልብ መቆጣጠሪያ
Cast/ Plaster cast	ጀሶ፣ ሙላካል
Catheter	ፈሳሾችን ወደ ሰዉነት ሊያስገባቸው ወይም ሊያስውጣቸው የሚችል ቀጭን ተጣጣፊ ቱቦ፣ **የሽንት ቱቦ፡** ካቴተር
Crunch	ምርኩዝ፣መደገፊያ
Drain	የፍሳሽ ማስወገጃ
Gastric or Gastrotomy feeding tube (G-Tube)	የጨጓራ ወይም የጨጓራ የምግብ መመገቢያ ቱቦ
Glucometer	የግሉኮስ/ስኳር መጠን መለኪያ
Hearing-aid	የመስማት መርጃ
Implant/prosthetic Implants	በሰውነት ውስጥ የሚተከል /የሚገባ/የሚቀበር ሰው ሰራሽ መሳሪያ
Needle	መርፌ
Pacemaker	ሰው ሰራሽ የልብ ምት ተቆጣጣሪ/አስተካካይ
Prosthesis	ሰው ሰራሽ አካል
Q-tip (cotton swab, cotton tip applicators)	የጥጥ ጥጥሮች፣የጥጥ ጫፍ፣የጥጥ የጆሮ መጥረጊያ/ማጽጃ፣
Respirator	መተንፍሻ መሳሪያ
Sling	ማንገቻ፣ማንጠልጠያ

Amharic Medical Language Anthology

Speculum	ሰርጥማያ፣ የአካልክፍተቶች(ክፍት ቦታዎች) መመርመሪያ
Splint	መጠገኛ/ለስብራት)
Sitz bath (hip bath)	የመቀመጫ (የወገብ) መታጠቢያ፣ አንድ ሰው እስከ ወገቡ ድረስ በውሃ ውስጥ የሚቀመጥበት መታጠቢያ
Stethoscope	ማዳመጫ (የልብ ወይም የሳንባን እንቅስቃሴ)
Stretcher	የበሽተኞች ማመላለሻ አልጋ፣ ታጣፊ አልጋ፣ ቃሬዛ
Syringe	የመርፌ ጋን
Ventilator	ሰው ሰራሽ የመተንፈሻ መሳሪያ፣(መተንፈስ ለተሳነው ሰው)
walker	መራመጃ
Wheelchair	ተሽከርካሪ ወንበር

Chapter 13. Diagnostic Procedures (የምርመራ ስነ ተግባራት)	
Diagnostic Procedures or Tests (የምርመራ ስነተግባር)	Amharic Meaning (የአማርኛ ትርጉም)
Amniocentesis (Amniotic fluid test)	እርሽርት ውሀ ምርመራ
Angiography	በራጅ(ኤክስሬይ) የደም ቧንቧ ምርመራ
Arthroscopy	የመገጣጠሚያ ውስጠኛ ክፍል በመቅረፀ-ምስል (ካሜራ) ምርመራ
Arthrocentesis (Joint aspiration)	የአጥንት መገጣጠሚያ ፈሳሽን መምጠጥ
Auscultation	ማዳመጥ (የልብ እና የሳንባ ድምፆችን)
Biopsy	ቁራጭ ናሙና/ ህብረ ህዋስ ምርመራ
Blood pressure measurement	የደም ግፊትን መለካት
Blood test /Blood Work	የደም ምርመራ
Bone density scan	የአጥንት ጥቅጥቅነት/ጥግግነት/ጥንካሬ ቅኝት/ምርመራ
Bone marrow aspiration	የአጥንት መቅኒ/ቅልጥምን መምጠጥ

Bronchoscopy	የአየር(የትንፋሽ) ቧንቧ በመቅረፀ-ምስል (ካሜራ) ምርመራ
Cardiac stress/ exercise test	የልብ የአካል ብቃት እንቅስቃሴ ምርመራ
Chorionic villus sample	የቅድመ ወሊድ ምርመራ (የእንግዴ ልጅ አነስተኛ ህዋስ ናሙና)
Colonoscopy	የደንዳኔ/ትልቁ አንጀት በመቅረፀ-ምስል (ካሜራ) መርመራ
Colposcopy	የሴት ብልት በመቅረፀ-ምስል (ካሜራ) ምርመራ
Computed Tomography (CT) scan / Computerized Axial Tomography (CAT)	በኮምፒዉተር የተደገፈ የሰውነት ጨረር ምስሎችን (ቁርጥራጮችን) በራጅ የማመንጨት ምርመራ
Cone biopsy (conization)	ቅንብብ/ሾጣጣ/ ቅርፅ ያለው የማህፀን ጫፍ ህብረ ህዋስ ምርመራ
Culture	ርባተ ተሕዋስያን (ተሕዋስያንን ሰው ሰራሽ ንጥረ ነገር ውስጥ ማሳደግ)
Cystoscopy	የሽንት ፊኛ በመቅረፀ-ምስል (ካሜራ) ምርመራ
Dilatation and Curettage (D& C)	ማስፋት እና መጥረግ
Dual-Energy X-ray Absorptiometry (DEXA)	ባለሁለት የተለያየ የኃይል መጠን ያላቸውን የኤክስሬይ ጨረሮች በአጥንት መምጠጥ **(የአጥንት ማዕድን ጥግግነት የመለኪያ ዘዴ)**

Echocardiography	የድምፅ ሞገዶችን (አልትራሳውንድ) በመጠቀም የልብ እንቅስቃሴ ምርመራ
Electrocardiography (EKG /ECG)	የልብ የኤሌክትሪክ እንቅስቃሴን መለካት/መቅዳት/መፃፍ
Electroencephalography (EEG)	የአንጎል የኤሌክትሪክ እንቅስቃሴን መለካት/መቅዳት/መፃፍ
Electromyography (EMG)	የጡንቻ የኤሌክትሪክ እንቅስቃሴን መለካት/መቅዳት/መፃፍ
Endoscopy	የውስጥ አካልን በካሜራ ማየት/መመልከት
Endometrial biopsy	ውስጠ ማህፀን ህብረ ህዋስ ምርመራ
Fine needle aspiration & biopsy	በቀጭን መርፌ መጠጣ እና የህብረ ህዋስ ምርመራ
Fluoroscopy	**ፍሎሮስኮፒ፣** የአካላትን ዉስጣዊ ቅጽበታዊ ተንቅሳቃሽ ምስሎችን ለማግኘት ኤክስሬይ የሚጠቀም የምርመራ ዘዴ
Hemoccult test (Fecal occult blood test)	የሰገራ የተደበቀ የደም ምርመራ
Hysteroscopy (Uteroscopy)	የማሕፀን ውስጥ በመቅረፀ-ምስል (ካሜራ) ምርመራ
Laparoscopy	በሆድ ውስጥ የአካል ክፍሎችን በመቅረፀ-ምስል (ካሜራ) ምርመራ
Lumbar puncture (spinal tap)	የወገብ የታችኛው አከርካሪን በመብሳት የአንጎል ወሰረሰር ፈሳሽ መምጠጥ፣ (**ሰረሰር ፍስትዳ**)
Magnetic Resonance	**መግነጢሳዊ ምስለ ንበት (አስተጋብእ)፣** በመግነጢሳዊ ኃይል የውስጥ አካልን

Amharic Medical Language Anthology

Imaging (MRI)	ምስሎችን የመቅረፅ ዘዴ
Mammography (mastography)	የጡት የራጅ ምርመራ
Myelography	የሰረሰር የራጅ ምርመራ
Nose swab	የአፍንጫ ናሙና
Pap smear (Papanicolaou test), Pap test, cervical smear, cervical screening, smear test	የማህፀን ጫፍ ናሙና /ምርመራ (ቅድመ ካንሰር ቅኝት)
Positron Emission Tomography (PET) scan	በፀረ-ኤሌክትሪክ ልቀት ምስልን በክፍልፋይ የማሳየት ምርመራ፣ ህብረህዋስ እና የአካል ክፍሎች እንዴት እየሠሩ እንደሆኑ ለማሳየት የሚረዳ የምስል ምርመራ/ቅኝት ነው።
Pulmonary Function Test (PFT)	የሳንባ ተግባር/ሥራ ምርመራ፣ ሳንባ ምን ያህል እየሰራ እንደሆነ የሚያሳይ ምርመራ
Pulse	የልብ ትርታ
Reflex tests	ቅጽበታዊ እንቅስቃሴ ምርመራ
Sigmoidoscopy	የሲግማሰል ደንዳኔ በመቅረፀ-ምስል (ካሜራ) ምርመራ
Spirometry	የሳንባ የመተንፈስ አቅምን መለካት
Sputum test	የአክታ ምርመራ
TB test (Tuberculosis test), or PPD test (Purified Protein Derivative test)	የሳንባ ነቀርሳ ምርመራ

Temperature	የሙቀት መጠን
Throat culture	የጉሮሮ ርባተ ተሕዋስያን
Ultrasound/sonography	የልዕለ ድምፅ ምርመራ፤ (በከፍተኛ-ተደጋጋሚ የድምፅ ሞገዶች የውስጥ አካላትን ምስሎች የማንሳት ምርመራ፤**አልትራሳውንድ፤**
Urinalysis	የሽንት ምርመራ
Vaginal culture	የሴት ብልት ርባተ ተሕዋስያን
X-ray	ራጅ፤ ኤክስሬይ

Chapter 14. Immunity and Vaccination

(የበሽታ መከላከያ እና ክትባት)

Immunity and Vaccination (የበሽታ መከላከያ እና ክትባት)	Amharic Meaning (የአማርኛ ትርጉም)
Adaptive Immunity	የመላመድ በሽታ መከላከያ፣ በሽታ አምጪ ተህዋሲያን ወይም ክትባት ከተወሰደ በኋላ የሚመጣ በሽታ መከላከል
Active immunity	ገቢር መድህን፣ለበሽታው በመጋለጥ/በመያዝ የሚገኝ
Allergy	የሰውነት አንዳንድ ምግቦችና መድኃኒቶች አለመቀበል፣ **አለርጂ**
Antibody	ፀረ እንግዳ አካል
Antigen	እንግዳ አካል
Artificially acquired	በሰው ሰራሽ የተገኘ
Asymptomatic	ምንም ምልክት የሌለው፣ ምልክት አልባ
Autoimmune disease	የራስ-ሰር በሽታ
BCG (Bacille Calmette-Guerin) Vaccine	የሳንባ ነቀርሳ (ቲቢ) በሽታ ክትባት
CDC (Center for Disease Control and prevention)	የበሽታ መቆጣጠር እና መከላከል ማዕከል
Chicken pox (varicella)	ጉድፍ
DTaP (Diphtheria, Tetanus, acellular Pertussis)	ተላላፊ የጉሮሮ በሽታ፣መንጋጋ ቆልፍ፣ ህዋስ አልባ ትክትክ

Flu	ኢንፍሎዌንዛ
HepB (Hepatitis B)	የጉበት ቫይረስ "ሲ"
HPV (Human Papilloma Virus)	ከኪንታሮት እስከ የማህጸን ጫፍ ካንሰር የሚያስከትል ቫይረስ
Immune System	በሽታ የመከላከል ስርዓት
Immunity	የበሽታ መከላከያ፣መድህን
Immunization/vaccination	ክትባት
Innate immunity	ተፈጥሯዊ የበሽታ መከላከያ አቅም
Measles	ኩፍኝ
Meningitis	ማጅራት ገትር
Mumps	ጆሮ ደግፍ
Naturally acquired	በተፈጥሮ የሚገኝ
Novel COVID-19 (Coronavirus Disease-19)	አዲሱ ኮቪድ-19 (አዲሱ ኮሮና ቫይረስ በሽታ-19)
Passive Immunity	ጊዜያዊ መድህን፣ ዝግጁ የሆኑ ፀረ እንግዳ አካልን በመዉሰድ የሚገኝ የበሽታ መከላከያ
Pertussis (whooping cough)	ትክትክ፣ ደባቅ ሳል
Pneumonia	የሳንባ ምች
Polio	የልጅነት ልምሻ
Rubella	የጀርመን ኩፍኝ
Shingles (herpes zoster)	ችፌ፣ ነርቭ የሚያጠቃ በሽታ

Amharic Medical Language Anthology

Smallpox	ፈንጣጣ
Shot	የክትባት መርፌ
Tdap (tetanus, diphtheria, and acellular pertussis (whooping cough)	መንጋጋ ቆልፍ፣ ተላላፊ የጉሮሮ በሽታ፣ ህዋስ አልባ ትክትክ
Tetanus	መንጋጋ ቆልፍ
Varicella (chicken pox)	ጉድፍ
Vaccine	ክትባት

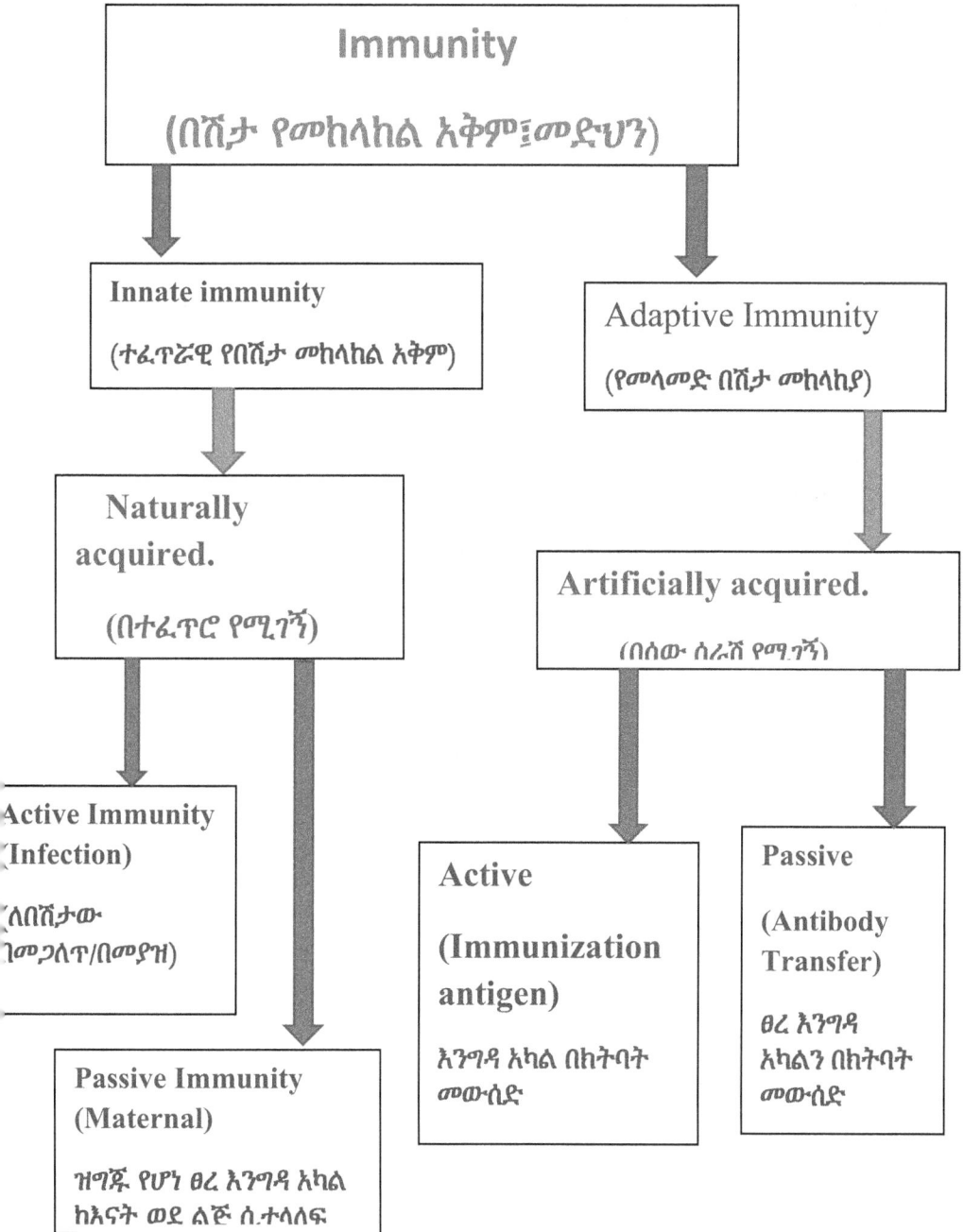

Immunity

(በሽታ የመከላከል አቅም፤መድህን)

Innate immunity

(ተፈጥሮዊ የበሽታ መከላከል አቅም)

Adaptive Immunity

(የመላመድ በሽታ መከላከያ)

Naturally acquired.

(በተፈጥሮ የሚገኝ)

Artificially acquired.

(በሰው ስራሽ የማገኝ)

Active Immunity (Infection)

(ለበሽታው ገመጋለጥ/በመያዝ)

Active (Immunization antigen)

እንግዳ አካል በከትባት መውሰድ

Passive (Antibody Transfer)

ፀረ እንግዳ አካልን በከትባት መውሰድ

Passive Immunity (Maternal)

ዝግጁ የሆነ ፀረ እንግዳ አካል ከእናት ወደ ልጅ ሲተላለፍ

Amharic Medical Language Anthology

Chapter 15. Reproductive Health & Venereal Diseases (የስነ ተዋልዶ ጤና እና የአባላዘር በሽታዎች)

Reproductive Health & Venereal Diseases (የስነ ተዋልዶ አካላት እና የአባላዘር በሽታዎች)	Amharic Meaning (የአማርኛ ትርጉም)
Abortion /abortus/ miscarriage	ዉርጃ፣ ፅንስ ማስወረድ፣የእርግዝና መጥፋት
Amenorrhea	የወር አበባ መቅረት፣አደፍ ቅሪት
Amniotic fluid	እርሸርት ውሀ/ ሽንት ውሃ
Amniotic pouch (amniotic cavity)	ሽል ከረጢት
Antepartum	ቅድመ ወሊድ/ውልጃ
Areola	ፅልመተ ጡት
AIDS (Acquired Immunodeficiency Syndrome)	በበሽታ መከላከያ እጥረት ምክንያት የሚመጣ ደምረ ሕመም (ቅምረ ሕመም)
Birth control	የወሊድ ቁጥጥር/መቆጣጠሪያ
Birth defects	የዉልደት ጉድለቶች
Breast	ጡት፣ደረት

Amharic Medical Language Anthology

Breast cancer	የጡት ካንሰር
Breast feeding	ጡት ማጥባት
Breech baby	በታች-መጀመሪያ (በቂጥ)
Burp the baby	**ህፃን ማስገሳት፣** ምግብ በሚመገቡበት ጊዜ ሕፃናት የሚዉጡትን አንዳንድ አየር ለማስወገድ ይረዳል
C-section (caesarean section)	በሆድ እና በማህፀን ቀዶ ጥገና ልጅን ማዋለድ
Cephalic presentation (headfirst position).	**በጭንቅላቱ መጀመሪያ አቀማመጥ** ልክ ከመወለዱ በፊት አብዛኛዎቹ ሕፃናት በእናታቸው ማህፀን ውስጥ በጭንቅላታቸው የመጀመሪያ ቦታ ላይ ናቸው፡፡ አንዳንድ ጊዜ ህፃኑ **በታች-መጀመሪያ(በቂጥ)** (ወይም በእግር-መጀመሪያ) ቦታ ላይ ሊሆን ይችላል፣
Cervix	የማሕፀን ጫፍ/በር
Cervical incompetence	የማኅፀን ጫፍ ብቃት ማነስ
Chancroid	ከርክር
Circumcision	ግርዘት ግዝረት
Clitoris	ቂንጥር፣በሴት ብልት የፊተኛው ጫፍ ትንሽ ስሜታዊ ክፍል
Colostrum	**እንገር፣** የእናት የመጀመሪያ የጡት ወተት፣በፀረ እንግዳ አካላት የበለፀገ
Congenital	አብሮ የተወለደ በሽታ፣ እብሮለድ

Contagious	ተላላፊ በሽታ ተላላፊ
Coitus/copulation	ወሲብ፣ሩካቤ
Conception	ፅንስ(እርግዝና)
Contractions	መኮማተር (ለጡንቻ)፣ ማሳጠር ማሳነስ
Contraception/birth control/anticonception	እርግዝና መከላከያ፣ከላኢ ወሊድ
Curettage (scrape)	**መፋቅ፣** መላጥ
Dilation	ማስፋት
Dysmenorrhea/painful period /menstrual cramp	የሚያሠቃይ/የሚያም የወር አበባ
Dyspareunia /painful intercourse	የሚያሰቃይ ወሲባዊ ግንኙነት
Dystocia	ጣረምጥ፣አስቸጋሪ ምጥ
Eclampsia/ pre-eclampsia	በእርግዝና ወቅት ከፍተኛ የደም ግፊት/ቅድመ-የደም ግፊት
Ectopic Pregnancy	ከማህፅን ውጭ እርግዝና
Ejaculation	የዘር ፈሳሽ መርጨት
Endometriosis	የማህፀን ህብረህዋስ ከማህፀኑ ውጭ መታየት
Epididymis	የቆለጥ ቋር (ቋጠሮ)
Erection	መቆም መነሳት፣ዘለግ ማለት
Estrogen	ኤስትሮጂን፣ የሴቶች ባህሪዎችን እድገትን እና መጠገንን የሚያበረታታ እድገንጥር

Amharic Medical Language Anthology

Excitement	ደስ የሚያሰኝ ስሜትን የሚቀሰቅስ የሚያስደስት
Fallopian tube	የማህፀን ቱቦ ፣በየእንቁልእጢ
Female reproductive system	የሴት የመራቢያ ሥርዓት
Fertility	ፍሬያማነት፣መራባት ለምነት
Fertile Period	ከወር አበባ ውጭ ያለው ጊዜ
Fertilization	ፅንሰት (ለፅንስ)
Fetus	ፅንሰሽል፣ ሽል
First trimester	የመጀመሪያው ሶስት ወር የእርግዝና ደረጃ፣እስከ 13 ኛው ሳምንት መጨረሻ ድረስ ይቆያል።
Genitalia/reproductive organ	ብልተ ወሊድ፣ አባለዘር
Gestation	እርግዝና
Gestational Period	ወራተ ፅንስ፣ ወቅተ ፅንስ
Gestational diabetes	በእርግዝና ወቅት የደም ስኳር መጠን ከፍ የሚልበት ሁኔታ
Gonorrhea	ጨብጥ
Gravida/Gravidity	እርጉዝነት መጸነስ ጽንስ፣ አንዲት ሴት ስንት ግዜ ነፍሰ ጡር መሆኗን የሚያሳይ፣ ነፍሰ ጡር ሴት
Gynecology	የማህፀን ህክምና
Gynecologist	የማህፀን ሐኪም
Hormone replacement therapy	የእድገንጥር /ሆርሞን ምትክ ሕክምና

Hysterectomy	የማሕፀን ማስወገድ የቀዶ ጥገና
Implant/bury	መቅበር፣መትከል
Implantation	ጥባቄ ፅንስ፣ትክለት
Impotence/erectile dysfunction	የውንድ ብልት አለመቆም ችግር፣መልፈስፈስ፣ ኢወሲብ
Intercourse	ግብረ ስጋ ግንኙነት
Induce	አስመጣ
Induced abortion	ሆን ተብሎ የመጣ/እንዲመጣ የተደረገ **ፅንስ ማስወረድ** ::ሰው ሰራሽ ወይም የፈውስ/የሕክምና ውርጃ ተብሎም ይጠራል
Induced labor	ሆን ተብሎ የሚመጣ ምጥ
Infertility	መሃንነት
Inseminate	የወንዶ ዘር ማህፀን ዉስጥ ማስገባት
Insemination	ግብአተ ነፍስ
Intrauterine Device (IUD)	የማህፀን ውስጥ መሳሪያ (የወሊድ መቆጣጠሪያ)
Labor	ምጥ
Labia majora	የሴት ብልት ትልቁ ከንፈር/አብይ ከንፈር
Labia minora	የሴት ብልት ትንሹ ከንፈር/ ንዑስ ከንፈር
Lactation	ማጋት
Malpresentation	የሽል ደንብ ወጥ አመጣጥ

Amharic Medical Language Anthology

Malposition	የሽል ደንብ ወጥ አመቀማመጥ፣በማይመች ሁኔታ የተቀመጠ
Mammary gland	የጡት እጢ
Menarche	የወር አበባ የመጀመሪያ ከስተት ፣**ጅምራት**
Menopause/ **climacteric**	**ማረጥ፣** የወር አበባ ጊዜያት በቋሚነት ሲቆም
Menorrhagia	ያልተለመደ ከባድ የወር አበባ የደም መፍሰስ
Menstrual cycle	**የወር አበባ ዑደት** ፣በማህፀን እና በእንቁላል አመንጪ ውስጥ ተከታታይ የተፈጥሮ ለውጦች
Menstruation/Period/ menses	የወር አበባ፣ አደፍ
Midwife	**አዋላጅ፣** በወሊድ ጊዜ የሚረዳ ባለሙያ
Midwifery	አዋላጅነት
Miscarriage/abortion	የእርግዝና መጥፋት፣ፅንስ ማስወረድ መጨንገፍ
Multigravida	ብዙ እርግዝና፣ ቢያንስ ለሁለተኛ ጊዜ እርጉዝ የሆነች ወይም ነፍሰ ጡር የሆነች ሴት
Multipara	ብዙ ወላድ፣ሁለት ወይም ከዚያ በላይ ነፍሰ ጡር የሆነች እና ዘርን ያስገኘች ሴት
Neonate	አዲስ የተወለደ
Nipple	የጡት ጫፍ
Nullipara	መሃን፣ ወልዳ የማታውቅ ሴት
Obstetrics	የፅንስ ማዋለድ ሕክምና
Obstetrician	የፅንስ ማዋለድ ሀኪም

OB/GYN (Obstetrics and Gynecology)	የፅንስና የማህፀን ሕክምና
Obstetrics and gynecologist	የፅንስና የማህፀን ሐኪም
Oogenesis	ፍጣሬ እንቁላል
Orgasm/sexual climax	የወሲብ መጨረሻ፣ወሲባዊ ደስታ፣ ትፍጽምተ ሩካቤ
Ovary	የእንቁላል እጢ፣እንቁልጢ፣ እንቁላል አመንጪ
Ovarian cycle	የእንቁላል እጢ ዑደት፣ የእንቁላልን መመረት እና መለቀቅ የሚቆጣጠር
Ovulation	**ውፃት** ፣ከእንቁላል እጢ የእንቁላል መውጣት
Ovum (egg)	እንቁላል
Parity (para)	ምን ያክል እርግዝና ሊያድግ የሚችል (ህያዊነት) ዕድሜ ላይ መድረሱን የሚያሳይ (ህልው ልደትን እና የሞተ መውለድን ጨምሮ)
Pelvic	ዳሌ
Pelvic cavity	የዳሌ ጎድጓዳ
Penis	የወንድ ብልት፣ ቁላ፣ቁርዝ
Perineum	አውድ ፀአት
Placenta	የእንግዴ ልጅ፣መጋቢ ሽል
Placental abruption/Abruptio placentae	የእንግዴ ልጅ ከማህፀን ያለጊዜው መለየት (መቋረጥ)

Amharic Medical Language Anthology

Placenta previa	**ቀዳሚ እንግዴ ልጅ፣** የእንግዴ ልጅ በማህፀን ውስጥ ከታች ሆኖ በከፊል ወይም ሙሉ በሙሉ የማኅጸን ጫፍ አፍ ሲሸፍን
Polymenorrhea/frequent periods	ብዙ የወር አበባ ዑደቶች/ብዙ ጊዜ አዘውትሮ የሚመጣ
Postpartum	ከወሊድ በኋላ፣ ድህረ ወሊድ
Pregnancy	እርግዝና፣ የነፍሰ ጡርነት ጊዜ
Pregnant	ነፍሰ ጡር፣ እርጉዝ፣ የጸነሰች
Primigravida	መጀመሪያ እርግዝና
Primigravida	ለጀመሪያ ጊዜ የምትወልድ ሴት፣ አንድ ልጅ ብቻ የወለደች ሴት
Prolapse	መገልበጥ፣ ዝርግፍ
Prostate gland	ፍስ ውሃ እጢ፣ ፕሮስቴት እጢ
Pubic hair	ጭጉኝ፣ በውጫዊ የወንድ እና የሴት ብልት ላይ የሚያድግ ሻካራ ፀጉርበጉርምስና ወቅት የሚዳብር
Quickening	የመጀመሪያው የፅንስ እንቅስቃሴ
Regurgitation/regurgitate	ቅርሻት፣ የተዋጠ ምግብን እንደገና ወደ አፍ የማምጣት ተግባር
Scrotum	የቆለጥ ከረጢት፣ ማህደረ ቆለጥ፣ ኪሰቆለጥ
Second trimester	ሁለተኛው ሶስት ወር የእርግዝና ደረጃ፣ እስከ 27 ኛው ሳምንት መጨረሻ ድረስ ይቆያል።
Sexual organ	ወሲባዊ አካል
Semen	ወንድ ዘር ፍሳሽ፣ፍስ፣ ወዘፍ

Amharic Medical Language Anthology

Semen analysis	የዘር ፈሳሽ ትንተና
Seminal vesicle	ቋተ ፍስ፣ ቋተወዘፍ
Sexual intercourse	የግብረ ስጋግንኙነት
Sexually transmitted disease/Infection (STD/STI)	በግብረ ሥጋ ግንኙነት የሚተላለፍ በሽታ
Sperm	ወንዴ ዘር የወንዱ የዘር ፍሬ
Sperm cell	የወንዱ የዘር ህዋስ
Spermatogenesis	ፍጣሬ ነባዘር/ወንዴ ዘር
Suckling/breast feeding	ጡት ማጥባት
Syphilis	ቂጥኝ
Testicle	ቆለጥ፣ የብልት ፍሬ
Testosterone	ቆለጥ እድገንጥር፣ ቆለጦርሞን (ቆለጥ ሆርሞን)
Third trimester	ሦስተኛው ሶስት ወር የእርግዝና ደረጃ\፣ ከ 28 ኛው ሳምንት እስከትወልድ ድረስ ይቆያልምናልባት እስከ 40 ኛው ሳምንት ሊቆይ ይችላል
Trimester	ሦስት ወር የእርግዝና ጊዜ (በእርግዝና የጊዜ ክፍፍል)
Urethra	የሽንት ቧንቧ፣ ቦየሽንት
Umbilical cord	እትብት

Amharic Medical Language Anthology

Uterine Cycle	**የማህፀን ዑደት፣** የማህፀኑን የውስጥ ሽፋን መዳበር እና ለፅንስ (ውሁድ - ህዋስ) ዝግጁነትን የሚቆጣጠር
Uterine lining (endometrium)	የማህፀን ሽፋን
Uterine prolapse	የማኅጸን መገልበጥ/ ወድቆ መውጣት፣ መዘርገፍ
Uterus/womb	ማሕፀን
Vagina/lady parts/front bottom	የሴት ብልት (እምስ)
Vaginal discharge	የሴት ብልት ፈሳሽ
Venereal disease	ያባለ ዘር/የዝሙት በሽታ
Virgin	ድንግል፣ንፅህና፣ግብረ ሥጋ ግንኙነት ፈጽሞ የማያውቅ ሰው
Vas deferens	ቦየቆለጥ፣ቱቦ
Vulva(covering)/external genitalia	የሴት ብልት ከንፈር
Wart	ኪንታሮት
Zygote	ውሁድ - ህዋስ/ጥምር-ህዋስ

Chapter 16. General terminology (አጠቃላይ ቃላት)	
Medical terminology (የሕክና ቃላት)	Amharic meaning (የአማርኛ ትርጉም)
Abate	ቀነሰ አስተወአሳነሰ (ለህመም)
Abatement	ማስተውማሳነስ (ለህመም)
Abdomen	ሆድ
Abdominal	የሆድ
Ablation	ውግደትጭርጨራ
Abnormality	ያልተለመደ ከተፈጥሮ የተለየ
Abscess	የመግል ቋስል
Accident	ዱብእዳድንገት አደጋ
Accurate	ትክክል
Acid	ኮምጣጣ አሲድ
Acid reflex	የአሲድ ወደኋላ መፍሰስ/መመለስ
Acne	ብጉር
Acupuncture	አኩፐንክቸር፣ ህመምን ለማስታገስ ቆዳን በመርፌ የመውጋት ህክምና
Acute	አጣዳፊ ጽኑ

Addiction	አደገኛ የሆነ ሱስ
Adrenal gland	የኩላሊት እጢኩላጥኜ እጢኩላ እጢ
Advance directive	የቅድሚያ መመሪያ፣ አንድ ሰዉ የሕክምና እርታውን በተመለከተ የሚፈልገውን የጽሑፍ መግለጫ፣ የሕይወት ኑዛዜን ጨምሮ ምኞቶቹን ለመፈጸም ማረጋገጫ የሚሰጥበተ መመሪያ
Adversely	በተቃራኒዉ
Adverse	አሉታዊ ተጽኖ
Aggravate	አባሰበት
Agitation	የመንፈስ መሸበርመናወጥ
Alcohol	አረቄ የሚያሰክር መጠጥ አልኮል
Alzheimer’s disease	የመርሳት በሽታ
Ambulate	ተንቀሳቀሰ
Amnesia	የማስታወስ ችሎታ ማጣት
Analgesic	የህመም ማስታገሻ
Analysis (-lysis)	ትንተና ምርመራ
Anatomy	የሰውነት አካል ጥናት ፣የሰውን ገላ መከፋፈል ሕመምንና መድኃኒትን ለመመርመር
Anemia	የደም ማነስ

Amharic Medical Language Anthology

Anesthesia	ስመመን ማደንዘዣ
Aneurysm	የደም ቧንቧ ከመጠን በላይ አካባቢያዊ ማስፋት ማደግ
Angina (pectoris)	በደረት ላይ ከባድ ህመም ብዙውን ጊዜ ወደ ትከሻዎች ክንዶች እና አንገትም የሚዛመት ሲሆን ይህም በልብ ውስጥ በቂ የደም አቅርቦት ባለመኖሩ
Angioplasty	የደም ቧንቧ ቀዶ ጥገና
Ankle	ቊርጭምጭሚት
Anorexia	የምግብ ፍላጎት ማጣት
Anthrax	አባ ሰንጋ
Antibacterial	ፀረ-ባክቴሪያ የባክቴሪያዎችን እድገት ወይም መስፋፋትን የሚቃወም
Antibiotics	ፀረ-ህይወት
Anticoagulation	ፀረ-መርጋት/የደም መርጋት
Antihistamine	ፀረ-ሂስታሚን
Anus	ፊንጢጣ ሬብ
Anxiety	ስጋት አሳብ
Aorta	አቢይ ደም ወሳጅ
Aphasia	ንግግርን የመረዳት ወይም የመግለጽ ችሎታ ማጣት
Apnea (sleep apnea)	እስትንፋስ አልባ፣ በእንቅልፍ ወቅት

	መተንፈስ ማቆም
Appendectomy	ምትረተ ትርፍ አንጀት ፣ትርፍ አንጀት ለማስወገድ የቀዶ ጥገና
Appendicitis	ትርፍ አንጀት ብግነት፣ የትርፍ እንጀት ህመም
Arm	ክንድ
Armpit	ብብት
Arrhythmia	ያልተስተካከለ የልብ ምት፣ ከተለመደው የወጣ ወጣ ገባ የልብ ምት መዛባት
Artery	ደም ወሳጅ ቧንቧ
Arthritis	የአንጓ ብግነት
Artificial	ሰው ሰራሽ ፣ኢተፈጥሮአዊ
Ascaris	ወስፋት
Asthma	አስም
Astigmatism	ብዥብዥታ፣ በአይን ወይም በሌንስ ላይ ጉድለት የተዛባ ምስሎችን ያስከትላል
Athlete's foot	በእግር ጣቶች መካከል የሚጎዳ የፈንገስ በሽታ
Atrophy	መመንመን፣ ስልላት
Audiology	የመስማት ችሎታን የሚመለከት የሳይንስ ቅርንጫፍ
Axon	ዘንግ ሕዋስ ነርቭ

Amharic Medical Language Anthology

Backboard	የአከርካሪ አጥንት እንቅስቃሴን ለመከላከል በታካሚ ወይም በአደጋ ሰለባ ስር የሚቀመጥ መከላከያ እና ድጋፍ ሰጪ መሳሪያ
Bacteria	ተህዋሲያን ፣ባክቴሪያ
Bedridden	የአልጋ ቁራኛ
Bedsore	በአንድ ቦታ ላይ አልጋ ላይ በመተኛት በሚከሰት ግፊት የተፈጠረ ቁስለት
Belching	በአፍ ውስጥ ከሆድ በጩኸት ማስወጣት
Bell's palsy	የፊት ነርቭ ሽባነት፣በአንዱ የፊት ገጽታ ላይ የጡንቻ ድክመትን የሚያስከትለው የፊት ነርቭ ሽባነት
Bellybutton	እምብርት
Benign	ገር፣የከፋ ጉዳት የሌለው
Bile	ሐሞት
Bile duct	የሀሞት ቦይ ፣የሀሞት መንጮረር
Bilirubin	በሂሞግሎቢን መበስበስ በጉበት ውስጥ የተፈጠረ እና በሐሞት ውስጥ የሚወጣ ብርቱካናማ-ቢጫ ቀለም
Birthmark	ማርያም የሰጠችው ምልክት
Bladder	ፊኛ
Bleeding	መድማት፣የደም መፍሰስ፣ደም አወጣ
Bleeding disorder	የደም መፍሰስ ችግር

Blink	አርገበገበ፣ ብልጭ ድርግም አደረገ
Blister	ውሃ ያለበት ቁስል ፣እኸ፣ ቋጠር
Bloating	የሆድ መነፋት፣ አበጠ
Blood	ደም
Blood clot	ደም እርጋታ
Blood count	የደም ቆጠራ
Blood type	ደም አይነት
Blood vessel	ደም ቧንቧ የደም ሥር
Blurred vision	ደብዛዛ እይታ
Bone	አጥንት፣አፅም
Bone density	የአጥንት ጥንካሬ
Bone marrow	መቅን መቅኒ/ቅልጥም
Bothering	የሚረብሽ የሚያስቸግር
Botulism	በተህዋሲያን (ቦቲሊን) ምክንያት የሚመጣ የምግብ መመረዝ
Bowel movement	መጸዳዳት ፣ሰገራን ማስወጣት
Bowels	አንጀት
Brain	አንጎል
Brain stem	የአንጎል ግንድ
Breathe	ተነፈሰ፣ አስተነፈሰ

Amharic Medical Language Anthology

Bronchi	የትንፋሽ ቧንቧ፣ቀሳቢት
Bronchitis	የትንፋሽ ቧንቧ ብግነት
Bruise	አበለዘ ሰንበር
Buckle/fasten/strap	በዘለበት አጸና ፣ቆለፈ፣ ተሰረጎደ
Bunions	በትልቁ የእግር ጣት የመጀመሪያ መገጣጠሚያ ላይ የሚያሠቃይ እብጠት
Burning sensation	የሚቃጠል ስሜት
Bursa (fluid filled sacs)	ፈሳሽ የተሞላ ከረጢት
Bursitis	በፈሳሽ የተሞላ ከረጢት ብግነት
Bypass	ማለፊያ፣መተላለፊያ
Calcium	ካልሲየም ንጥረ- ነገር
Calf	ባት፣ የእግር ባት
Callus	መጅ ፣የእጅና የእግር
Cancer	ነቀርሳ፣ ካንሰር ፣ነቀርሳ ፣በሽታ
Capillary	ረቂቅ፣ ፀጉሮ (ደምስር)
Carbohydrate	ሀይልና ሙቀት ሰጪ፣ ካርቦሃይድሬት
Cardiac arrest	የልብ ምት መቋረጥ
Cardiac surgery	የልብ ቀዶ ጥገና
Cardiac surgeon	የልብ ቀዶ ጥገና ሐኪም
Cardiac system	የልብ ስርዓት

Amharic Medical Language Anthology

Cardiology	የልብ ጥናት
Cardiologist	የልብ ሐኪም
Cardiomyopathy	የልብ ጡንቻ በሽታ
Cardiopulmonary	ከልብ እና ሳንባዎች ጋር የሚዛመድ
Cardiopulmonary resuscitation	የልብ እና የሳንባ እንደገና ማንሰራራት
Cardiovascular	የልብና የደም ቧንቧ
Carotid artery	ራስ ደም ወሳጅ
Carpal tunnel syndrome	በእጅ አንጓ ፊት ለፊት ያለው መተላለፊያ በመጥበብ የሚመጣ በሽታ
Carrier	ተሸካሚ፣ በሽታ አዛማች፣ ተውሳከ ጡር
Cartilage	ልምአፅም ፣ልማፅም ፣አዲስ አጥንት
Cataract	የዓይን ሞራ ግርዶሽ
Cavity	የተቦረቦረ ጥርስ ፣ወና፣ በሰው አካል ውስጥ ባዶ ቦታ
Cell	ህዋስ
Cerebellum	አንጎለ ገቢር (ድርጊት አንጎል)
Cerebral cortex	የአንጎል ፊተኛው ክፍል
Cerebral palsy	ሽባ መሆን ፣ከመወለዱ በፊት በአንጎል ላይ በሚደርሰው ጉዳት ምክንያት የተዛባ የጡንቻ ቅንጅት እና / ወይም ሌሎች የአካል ጉዳቶች

Cerebrospinal fluid	እንጎል ወሰረሰር ፈሳሽ
Cervical	ከማህጸን ጫፍ ጋር የተዛመደ ከአንገት ጋር የሚዛመድ
Cervical collar	የጭንቅላት እና የአንገት እንቅስቃሴን ለመከላከል አንገትን የሚከብ ለመደገፍ የሚረዳ መከላከያ እና ድጋፍ ሰጪ መሳሪያ
Cheek	ጉንጭ
Chemicals	ኬሚካል
Chemotherapy	ኬሚፈውስ ፣የኬሚካል ንጥረ ነገሮችን በመጠቀም የበሽታ ሕክምና በተለይም የካንሰር ሕክምና
Chest	ደረት
Chest pain	የደረት ህመም
Chills	ብርድ ብርድ ማለት
Chin	አገጭ
Chiropractor (chiro- hand)	በእጅ የሚደረግ ሕክምናን፣በተለይም የአከርካሪ አጥንትን ሌሎች መገጣጠሚያዎችን እና ለስላሳ ህብረ ህዋሳትን ማዛባት ያካትታል፣ ነገር ግን የአካል ብቃት እንቅስቃሴዎችን እና የጤና እና የአኗኗር ዘይቤዎችን ማማከርን ያጠቃልላል
Cholera	የአጣዳፊ ተቅማጥ በሽታ (ኮሌራ)
Cholesterol	ኮሌስትሮል ፣ የሕዋስ ሽፋን አስፈላጊ መዋቅራዊ አካል

Amharic Medical Language Anthology

Chronic	ሥር የሰደደ፣ልማደኛ
Circulation	መዘዋወር ስርጭት፣ ዝውውር
Cirrhosis	የጉበት በሽታ፣ ኮምትሬ
Clavicle/collarbone	ማጭዴ አጥንት አፅመከሳድ የአንገት አጥንት
Cleft	ስንጥቅ፣የተካፈለ
Clubfoot	እግረ ቆልማማ
Coagulation	መጓጎል፣ ጉግለት
Colic	የአንጀት ሕመም ፣የሆድ ቁርጠት
Colitis	ደንዳኔ ብግነት
Collateral	አበረ ፣ተከተለ፣ ዐጀበ፣ ተቀላቀለ
Collateral ligament	አባሪ ጅማት
Colon	ደንዳኔ
Coma	ስልምታ፣ ጥልቅ የንቃተ ህሊናን መሳት ፣ነፍሱን መሳት
Complex network	የተወሳሰበ፣ ውስብስብ ፣ጽምረት፣ ዝብርቅርቅ
Complication	ውስብስብነት
Concentration	ትኩረት
Concussion	አንጎል ስብራት፣ መነቅነቅ
Confidential	ምስጢራዊ
Confusion	ግራ መጋባት

Congestion	መጨናነቅ
Conjunctivitis	የአይነ-ልባስ ብግነት
Connective tissue	አጣማሪ ህብረህዋስ
Consent	ስምምነት ፈቃድ
Consent for services	ለአገልግሎት ፈቃድ
Constipation	የሆድ ድርቀት
Contact lens	በዓይን ብሌን ላይ ተለጣፊ መነጽር የማየት ጉድለቶችን ለማስተካከል በቀጥታ በአይን ወለል ላይ የተቀመጠ ቀጭን የፕላስቲክ ሌንስ
Contraindication	**ተቃርኖ፣** በሽተኛውን ሊያስከትል በሚችለው ጉዳት ምክንያት የተወሰነ ሕክምናን ለማስቀረት ምክንያት
Contrast (medium, agent, material)	**የንፅፅር ንጥረ ነገር** (በመርፌ ወይም በመዋጥ የሚወሰድ) የውስጥ አካልን ለማነፃፀር በዙሪያው ካለው ህብረ ህዋስ ጋር ለማነፃፀር
Contributing factors	አስተዋፅዖ ምክንያቶች
Co-pay	አብሮ/በጋራ መክፈል
Cornea	ብርሃን አሳላፊ የዓይን ፊት ለፊት ግልጽ ሽፋን
Coronary artery	የልብ ደም ወሳጅ
Cortex	ውጫዊ ሽፋን
Cramp	የጡንቻ መሸማቀቅ

Amharic Medical Language Anthology

Cramping pain	የሚሸመቅቅ ህመም
Cross-eyed	ሸውራራ ሸንዳራ
Crown (of teeth)	ራስጥርስ
Cyst	ፈሳሽ ያለበት ከረጢት ሙሽግ
Cystic	የከረጢት
Cystic fibrosis	በያማ እጢዎችን የሚነካ በዘር የሚተላለፍ ችግር
Dandruff	የፀጉር ፎሮፎር
Deaf	ደንቆሮ፣ የማይሰማ
Deductible	የቀነሰ/የሚቀነስ
Defibrillator	የልብ ምትን ለመቆጣጠር የሚያገለግል መሣሪያ
Deficiency	እጥረት፣ ጉድለት
Dehydration	ውሃአነስነት፣ ውሃነስነት፣ ውፃተ ውሃ
Dementia	የመርሳት በሽታ
Dendrite	ዛፌ ቅርፅ ነርቭ ናሜ (የነርቭ)
Dental	የጥርስ
Dental surgery	የጥርስ ቀዶ ጥገና
Dentures (partials)	ሰው ሠራሽ ጥርሶችን የሚይዝ ከፈፍ
Depressant drug	ተስፋ አስቆራጭ መድሃኒት
Depression	አእምሮ መደንዘዝ

Amharic Medical Language Anthology

Dermatitis	ቆዳ በሽታ
Dermatology	የቆዳ ጥናት
Dermatologist	የቆዳ ሐኪም
Dermatophytosis/ringworm	ጭርት
Desired effect	ተፈላጊ ውጤት
Destruction/dissolution/-lysis	ማጥፋት፣ ማፍረስ ፣መለያየት መፈራረስ
Detached retina	የተበጠሰ/የተላቀቀ አይነ ርግብ፣ እይታ ድራብ
Device	መሣሪያ
Diabetes	የስኳር በሽታ
Diagnosis	የምርመራ ውጤት፣ ምርመራ
Dialysis	እጥበት
Diaphragm	ደረትን ከጨጓራ የሚለይ ጡንቻ
Diarrhea	ተቅማጥ
Dietary supplements	የምግብ ማሟያዎች
Dietary restriction	የአመጋገብ ገደብ
Digestion	የምግብ መንሸራሸር፣ ምግብ መፍጨት፣ ማብላላት፣ እንሸርሽረት
Digestive tract	የምግብ መፈጨት ሥርዓት
Digestive System	የምግብ ማብላሊያ ሥርዓት፣ ስርአተ እንሸርሽሪት፣ቅንባሮተ፣ ልመት

Amharic Medical Language Anthology

Digit/finger	ጣት
Dilate	አሰፋ ፣አዘረጋ
Disability	የአካል ጉዳት
Disc	በአከርካሪ አጥንት መካከል የሚገኝ ለስላሳ ክፍል
Discharge	እንዲወጣ አዘዘው፣ አሰናበተ፣ ፍስሳትፍሳሽ
Dislocate	ወለቀ ፣ወለም አለ
Disease	በሽታ
Disorder	ሕመም
Dizziness	ተስለመለመ
Dizzy	ራስ ማዞር
Dose	መጠን፣ ልኬት
Double vision	ድርብ እይታ
Drench	አራሰ፣ ነከረ
Drenched in sweat	በላብ መነከር/መጠመቅ
Drug interaction	የመድኃኒት መስተጋብር
Drug test/screen	የመድኃኒት ምርመራ
Druggist	መድኃኒት ቀማሚ/ሽያጭ
Drugstore	መድኃኒት ቤት
Duodenum	ቀደማይ ቀጭን አንጀት

Amharic Medical Language Anthology

የአማርኛ የሕክምና ቋንቋ መድብል 80

Dust mite	የአቧራ በጣም ትንሽ ነገር
Dyskinesia	የእንቅስቃሴ ችግር
Dysphagia	መዋጥ አለመቻል
Dyspepsia	ምግብ አለመፈጨት ችግር
Dyspnea/shortness of breath (SOB)	ትንፋሽ ማጠር
Ear	ጆሮ
Ear canal	የጆሮ ቦይ
Eardrum/tympanic membrane	የጆሮ ታምቡር
Earlobe	ሥጋ የበዛበት የታችኛው የጆሮ ክፍል
Earwax	የጆሮ ኩክ፣ የጆሮ ቅቤ
Echoes	አስተጋብዎ፣ የድምጽ መላሽ የገደል ማሚቶ
Ecstasy	ፍንደቃ፣ ደስታ
Ectopic beat	ከመደበኛው ምት ቀደም ብሎ የሚከሰት ተጨማሪ የልብ ምት
Eczema	ችፌ
Edema/swelling	እብጠት
Elbow	ክርን፣ ጉባጤ
Electric stimulation	የኤሌክትሪክ ማነቃቂያ
Element	ንጥረ ነገር
Eligible/qualified/	መመረጥ የሚችል /ብቁ/ተስማሚ

Amharic Medical Language Anthology

Embolism	የደም ቧንቧ መዘጋት
Emergency	ድንገተኛ
Emergency room	ድንገተኛ ክፍል
Emission	ልቀት፣ ፍልቀት
Endocarditis	የልብ ውስጠኛው ክፍል ብግነት
Endocrine system	ስርአተ ዝግ እጢ
Endocrinology	የስነ ቦይ አልባ እጢ ጥናት
Endocrinologist	የስነ ቦይ አልባ እጢ ሐኪም
Enema	**ፈሳሽ በፊንጢጣ ውስጥ እንዲገባ የሚደረግበት ዘዴ** ፣ በተለይም ይዘቱን ለማስወጣት መድኃኒቶችን ለማስተዋወቅ ወይም የራጅ ምርመራ ለማድረግ
Enzyme/catalyst	ኤንዛይም፣ ከሰዉነት የሚመነጭ ንጥረ ነገር፣ እንደ ማነቃቂያ ሆኖ የሚሠራ (catalyst)፣' **ትንኩሽት፣ መተንኮስ፣ ተንኳሽ**
Epidemic	ወረርሽኝ
Epilepsy	የሚጥል በሽታ፣ የባሪያ በሽታ
Equilibrium	የሚዛን ትክክል፣ ተማዝኖ
Esophagus	የምግብ ቧንቧ፣ ጉሮሮ
Exam table	የምርመራ ጠረጴዛ
Exercise	ልምምድ መልመጃ፣ መንቀሳቀስ

Amharic Medical Language Anthology

Exertion	ልፋት ድካም መጠቀም
Exposure	ተጋላጭነት፣መጋለጥ
Extension	መዘርጋት፣ ማስፋት
Exudate	እንደ ወዝ ወጣ፣ወዝ፣ሙጫ
Eye	የዓይን
Eyeball	የዓይን ብሌን
Eyelash	ቅንድብ
Eyebrow	ሽፋሽፍት፣ ሽፋል ሽሽፍል
Eyelid	ያይንቆብ (የአይን ቆብ) ፣ የዓይን ሽፋን
Face-ache	ፊት-ህመም
Faint	ራስን መሳት፣ ሕይወቱን ስቶ ወደቀ
Farsightedness/hyperopia	እሩቅ ዕይታ
Fascia/band	ጡንቻዎችን በውስጣቸው የሚሸፍን የሚደግፍ እና የሚለያይ ፋይብራዊ ሽፋን፣ማሰሪያ
Fat	ጮማ (ስብ)
Fatigue	ከፍተኛ ድካም
Favoring	ወደደ፣ አበላለጠ አመቸ ደገፈ መረጠ
Fear/phobia	ፈራ ሰጋ ተጠራጠረ
Feedback	ግብረመልስ (የሥራ አፈፃፀም)

Amharic Medical Language Anthology

Feeding tube	የመመገቢያ ቱቦ
Fever	ትኩሳት
Fiber/ fibrous	አሰር፣ ቃጫ
Fibromyalgia	የተስፋፋ የጡንቻ እና አፅም ህመም
Fibrosis	የሕብረ ሕዋስ ውፍረት እና ጠባሳ
Fibula	ውጭ አፅመባት፣ምርጊዝ
Filling	ጥርስ ማስሞላት
Fingernail	የጣት ጥፍር
Fish oil	የዓሳ ዘይት
Fissure	ስንጥቅ
Flank pain	የጎን ድጉስ ህመም የግራና ቀኝ ተገኝ ህመም
Flare up	መቀስቀስ
Flat feet	ጠፍጣፋ እግር
Flesh	ሥጋ ሰውነት አካል
Flexion/bend	ማጠፍ፣ መታጠፍ
Floss	በጥርሶች መካከል አነጻ አጠራ ጠረገ ወለወለ አጸዳ
Flow	መፍሰስ መውረድ
Fluorescence	አንጸባረቀ፣ በጨረራዎች ከተበተነው ነገር የብርሃን ልቀት

Follicle	ጉብር፣ ትንሽ ከረጢት ወይም እጢ።
Follicle stimulating hormone	ጉብር ጉስማጭ ሆርሞን
Food poisoning	የምግብ መመረዝ
Foot	እግር
Forearm	ታች ክንድ ፣የታችኛው ክንድ አጥንት
Forehead	ግንባር
Forensic/ investigation of crime.	የወንጀል ምርመራን
Form	ቅፅ
Fracture	ስብራት የአጥንት፣ ስንጥቅጥቅ
Fungus (yeast, mold)	እንደ እርሾ እና ሻጋታ ያሉ ረቂቅ ተሕዋስያን፣ፈንገስ
Gallbladder	ሀሞት ከረጢት፣ የሐሞት ፊኛ
Gallstones	የሐሞት ጠጠር
Gasp/gasping	ማቃሰት፣ማቃተት፣የመጨረሻ እስትንፋስ
Gastritis	የጨጓራ ብግነት
Gastroenterology	የጨጓራ እና የአንጀት ጥናት
Gastroenterologist	የጨጓራ እና የአንጀት ሐኪም
Gastrointestinal system	የጨጓራ እና የአንጀት ስራዓት
Genes	ዘረመል /ሰረት/፣ በራሂ፣ መራሄ

Amharic Medical Language Anthology

Genetic	ስነ ባህርይ
Genetic engineering	ዕፀ ምህንድስና፣ ጥናት
Genetic recombination	በራሂያዊ ብወዛ
GERD (Gastroesophageal Reflux Disease)	አሲዳማ የጨጓራ ፈሳሽ ወደ ኋላ ወደ የምግብ ቧንቧው የሚፈስበት ሁኔታ/በሽታ
Gestational diabetes	በእርግዝና የስኳር በሽታ
Gland	እጢ (አመንጭ እጢ)
Glaucoma	በአይን ኳስ ውስጥ የጨመረው ግፊት ሁኔታ
Glucose	ሰኳር
Goiter	እንቅርት
Gout	ሪህ፣ የሰውነት መገጣጠሚያዎችን የሚያሳብጥ በሽታ
Growth chart	የእድገት ሰንጠረዥ
Growth hormone	የእድገት ሆርሞን፣ መሰአድግ /መስተአድግ/፣እድገታዊ ሆርሞን
Gum line	የድድ መስመር
Gynecology	የማህፀን ህክምና
Gynecologist	የማህፀን ሐኪም
Hallucination/caused by hallucinogens	የቁም ቅዠት የሌሉ ነገሮችን ማየት በምናብ የሚፈጠሩ የቅዠት ሀሳቦች
Hamstring	ቋንጃ

Amharic Medical Language Anthology

Hardening	አበረታ፣ አጸና፣ አጠነከረ
Hardness	ጥንካሬ፣ጭንጫነት፣ጥኑነት
Hard palate	ጠንካራዉ የአፍ ውስጠኛ ክፍል ትናጋ፣ ላንቃ
Hay fever/ allergic rhinitis	አፍንጫ ብግነት
Head	ራስ ጭንቅላት አናት
Heart	ልብ
Heart attack	የልብ ድካም
Heart disease	የልብ በሽታ
Heart failure	ልብ ድካም
Heart murmur	ልብ ማጉረምረም
Heart rhythm normal	መደበኛ የልብ ምት
Heart valve	የልብ መቆጣጠሪያ/ክፍ ከድ
Heartburn/pyrosis	ቃር
Heel	ተረከዝ (የእግር)
Helminthics	ጥገኛ ትላትል/ተባይ
Hematochezia	ትኩስ ደም በፊንጢጣ ሲመጣ/ከሰገራ ጋር ሲመጣ
Hematuria	ደመሽናት /ደም መሽናት/
Hemorrhoid	የፊንጢጣ ኪንታሮት
Herbal therapies	የእፅዋት ህክምና

Amharic Medical Language Anthology

Hereditary	ሲወርድ ሲዋረድ የመጣ ከዘር የተላለፈ
Hernia	ቡቃ (አንጀት መውረድ) ፣ቡአ
Hip	ዳሌ
Hives	**የቆዳ ሽፍታ፣** በተወሰኑ ምግቦችን መድሃኒቶችን እና ጭንቀትን ጨምሮ በብዙ ነገሮች የሚነሳ
Hoarse voice	የድምጽ መሰለል፣ **ጎርናና**
Homeostasis	ተስተካከሎት
Hormone	እድገንጥር፣ ሆርሞን
Humerus /upper arm bone	አፅመ ወርች፣ የላይኛው ክንድ አጥንት
Hydrated	ውሃ አዘል፣ እርጥበት ያለው
Hydrolysis (decomposition by water)	ውሃዊ ፍርሰት
Hyperglycemia	ከመጠን በላይ የደም ስኳር
Hypertension	የደም ግፊት
Hypertrophy	ማስፋት
Hypnotics	እንቅልፍ-ማስነሳት/ማምጣት
Hypoglycemia	ዝቅተኛ የደም ስኳር
ICU (Intensive Care Unit)	የጽኑዕ ሕሙማን ሕክምና ክፍል
Ileum	ዳህራይ ቀጭን አንጀት
Imaging	ምስል

Imaginary	ሀሳብ የወለደው ፣የሚመስል እውነት ያይደለ
Immobilize	እንዳይንቀሳቀስ ማድረግ
Immunotherapy	የበሽታ መከላከያ ሕክምና
Implant/bury	መቅበር፣መትከል
Incident	ችግር ግጭት አጋጣሚ
Incontinence	አለመቋጠር
Indication	ሕክምናን ለመጠቀም ምክንያት፣ ፍንጭ ምልክት
Indigestion	የምግብ አለመንሸራሸር፣ መብልንና መጠጥን ማዋሀድ አለመቻል
Infection	ማመርቀዝ በጀርም የሚይዝ በሽታ፣ ብክለት
Inflammation/an immune response to harmful stimuli	የሰውነት ማጎረብረብ፣ ብግነት፣ ለጎጂ ማነቃቂያዎች የበሽታ መከላከያ ምላሽ
Inhaler/puffer/ pump or allergy spray	እስትንፋስ
Injection	መርፌ ወጋ፣ መርፌ
Injury	ጉዳት ቁስል መጎዳት
Inpatient	በሕክምና ላይ እያለ በሆስፒታል ውስጥ የሚቆይ ሕመምተኛ
Insertion (of muscle)	መድረሻ

Amharic Medical Language Anthology

Insomnia	የእንቅልፍ እጦት፣ እንቅልፍ የማጣት በሽታ
Instant	በቅጽበት፣ አስቸኳይ፣ በዚያን ቅፅበት፣ ድረሴ
Insulin pump	የኢንሱሊን መንፊያ
Insulin resistance	ኢንሱሊን መቋቋም
Integral	ወሳኝ፣ መሠረታዊ፣ አስፈላጊ
Integument	መሸፈኛ/ ቆዳ
Integumentary system	የቆዳ እና ተጓዳኝ አሠራሮቹ ጥናት
Iodine	አዮዲን
Iris	መጣኔ ብርሃን
Iron /ferrous	ብረት/የኬሚካል ንጥረ ነገር
Irritability	ብስጭት
Irritation	መቆጣት
Ischemia	በቂ ያልሆነ የደም አቅርቦት
Ischium	መንበር (አጥንት)፣ አፅመቂጥ
Isotopes	እያንዳንዳቸው ሁለት ወይም ከዚያ በላይ ተመሳሳይ ንጥረ ነገሮች በፕሮቶኖቻቸው ውስጥ እኩል ቁጥሮችን እና የተለያዩ የኒውትሮኖችን ብዛት በውስጣቸው የሚይዙ ንጥረ ነገሮች
IV (intra venous)	በደም ሥር

Amharic Medical Language Anthology

Jaundice	ወይቦ፣ የወፍ በሽታ
Jaw	መንጋጭላ ፣መንጋጋ
Jejunum	ማእከላዊ ቀጭን አንጀት
Juice	የፍራፍሬ ጭማቂ፣ ጨ ጓራ ውስጥ ያሉ ፈሳሾች፣ሌሎች ፈሳሾች
Joint	አንጓ መገጣጠሚያ
Kidney	ኩላሊት
Kidney failure/end-stage kidney disease	የኩላሊት ድካም
Kidney stone/nephrolithiasis/urolithiasis	የኩላሊት ጠጠር
Knee	ጉልበት/ ብርከ
Kneecap/patella	የጉልበት ሎሚ
Kneel	ተንበረከከ፣ በረከከ
Labs/laboratory	ቤተ ሙከራ፣ ቤተሙከረት፣ ላባራቶሪ
Laceration	በቆዳ ወይም በስጋ ውስጥ በጥልቅ መቆረጥ
Large intestine/ large bowel	ትልቁ/ወፍራም አንጀት፣ ደንዳኔ
Laxative/ purgative/ cathartic	የሚያስቀምጥ መድሀኒ /መንጻት ሆድን የምታነጻ መድኃኒት
Lens	የካሜራ መስታወት

Amharic Medical Language Anthology

Leprosy/Hansen's disease (HD)	የስጋ ደዌ በሽታ፣ ቁምጥና ፣ለምጽ
Lesion	ቁስለት
Lethargy	መልፈስፈስ፣ የኃይል እጥረት
Leukemia	የደም ካንሰር በሽታ
Lice	ቅማል
Ligament	ጅማት
Lightheaded	መፍዘዝ፣ ማዞር እና ትንሽ ደካም
Limp/walk with difficulty	አነከሰ፣ በችግር መራመድ
Lining/layer/cover	ሽፋን፣ ገበር
Lipid	ሊፒድ
Lipid panel	የሊፒይድ መገለጫ/ክፍልፋይ
Liver	ጉበት
Lobe	ግርብ
Lobule	ግርባብ
Lumbar puncture (spinal tap)	ሰረሰር፣ ፍስትዳ
Lump	አበጠ፣ ጓጎለ
Lupus	የሰውነት በሽታ የመከላከል ስርዓት የራሱን ህብረህዋሳት በሚያጠቃበት ጊዜ የሚከሰት **የብግነት/የሰዉነት መቆጣት** በሽታ
Lymph	የፍርንትት ፈሳሽ/ውሃ

Amharic Medical Language Anthology

Lymph nodes/ lymph gland	ፍርንትት፣ የፍርንትት እጢ
Lymphadenitis	ፍርንት እጢ ብግነት
Lymphangitis	ፍርንት ስር ብግነት
Lymphatic	ፍርንትታዊ (የፍርንት)
Lymphatic circulaion	የፍርንትት/ሊንፍ ዝውውር፣ ዘውረ ፍርንትት
Lymphatic system	ስርዓተ ፍርንት
Macular degeneration/ age-related macular degeneration (AMD or ARMD)	በእይታ/ የማየት ችሎታ መስከ መሃል ላይ ብዥታ/ መደብዘዝ
Magnesium	ማግኒዥየም
Maintain	አስተዳደረ ፣ያዘ ፣ጠበቀ ፣አስከበረ
Malaise	መጫጫን (የሰውነት)፣ ህመም ወይም የመረበሽ ስሜት
Malaria	ወባ
Malignant	አደገኛ ፣በጣም አረመኔ
Malnutrition	የተመጣጠነ ምግብ እጥረት
Mammogram	በማሞግራፊ የተገኘ ምስል
Mandible	መንገጭላ (ታችኛው)፣ግንጭል
Marijuana/cannabis	አእምሮን-የሚለዉጥ መድሃኒት
Mass	ጉብርታ (እበጥ)
Maxilla	መንገጭላ (ላይኛው)

Amharic Medical Language Anthology

Medical history	የሕክምና ታሪክ
Melanin/ "black, dark"	አፀላሚማ፣ ተፈጥሮአዊ ቀለም
Melanocyte	አፀላሚ ሕዋስ
Melena	በከፊል የተፈጨ ደም የያዙ ዝልግልግ ሰገራ
Membrane	የኀብረ ህዋስ ሽፋን፣ ሽፋን
Meninges	አንጎል ሰረሰር ልባስ/ሽፋን
Menstruation	የወር አበባ ወር አበባ፣ አደፍ
Mesh/ netting/ lattice/ webbing	መረብ/መርበብ በመረብ ገመድ መኻከል ያለ ሥፍራ ጥልፍልፍ
Metabolism (anabolism, catabolism)	ገንባፍራሽ ቅንባሮ/ መገንባት ማፍረስ **የውሕዶች መፍረስ** (ካታቦሊክ) **ውህዶች መገንባት** (አናቦሊክ)
Metastasis	የበሽታ መስፋፋት፣ አኮረት፣ ከዋና ካንሰር የመጀመሪያ ደረጃ ርቆ የሚገኝ የሁለተኛ ደረጃ አደገኛ እድገት
Microorganism	ረቂቅ ተሕዋስያን፣ ደቂቅ ዘአካል
Migraine	ሀይለኛ የራስ ምታት፣ ገሚስ ራስምታ፣ከባድ የሆኑ ተደጋጋሚ ራስ ምታት ፡፡
Milk tooth: /deciduous teeth /baby teeth, temporary teeth / primary teeth	የወተት ጥርስ፣ የሚረግፉ ጥርሶች፣ ህፃን ጥርስ ፣ጊዜያዊ ጥርሶች፣ የመጀመሪያ ጥርሶች የወፍ ጥርስ ተብለውም ይጠራሉ፡፡
Mineral deposit	ማእድን ክምችት

Mite	ትንሽ ትል ትንሽ ነገር፣ ምስጥ
Mole/ freckle/; clusters of concentrated melaninized cells	ጠቃጠቆ ሰውነት ላይ
Mood swings	የስሜት መለዋወጥ
Morbid	አስከፊ በሽታ
Morbidity	በሽተኛነት
Motor nerve	ቀስቃሽ ነርቭ
Mouth	አፍ መግቢያ
Movement	እንቅስቃሴ
MRSA (Methicillin-Resistant Staphylococcus Aureus)	ፀረ ህይወት/ፀረ ባክቴሪያን የመቋቋም ችሎታ ያለው ባክሪያቴ
MS (Multiple Sclerosis); encephalomyelitis disseminatia	በአንጎል እና በአከርካሪ ገመድ ውስጥ በነርቭ ሴሎች ሽፋን ላይ የሚደርሰውን ሥር የሰደደ በተለይም ከጊዜ ወደ ጊዜ እየጨመረ የሚሄድ በሽታ
Mucus	ንፍጥ/ንፋጭ
Mucus membrane	ንፋጭ ገለፈት
Mucus secretion	ንፋጭ ምንጨት
Muscle	ጡንቻ
Muscular system	የጡንቻ ስርዓት
Muscle cramps	የጡንቻ መሸምቀቅ
Muscle spasm	የጡንቻ መኮማተር

Amharic Medical Language Anthology

Muscle spasticity	የጡንቻ መወጠር
Muscular	ጡንቻማ ጠንካራ ኃይል
Musculoskeletal system	የጡንቻና የአጥንት ስርአት
Myocarditis	የልብ ጡንቻ ብግነት
Narcotic	አደንዛዥ እፅ
Narrow	አጠበበ
Nasal cavity	ሰርን
Natal	የመወለድ የልደት
Nausea	ማቅለሽለሽ /ማጥወልወል
Navel/umbilicus/belly button/tummy button	እምብርት፣ እንብርት
Nearsighted/myopia	ሩቅ ለማየት የማይችል
Nephrology	የኩላሊት ጥናት
Nephron	የኩላሊት ጥቃቅን መዋቅራዊ እና ተግባራዊ ክፍል
Nephrologist	የኩላሊት ሐኪም
Nerve	ነርቭ
Nervousness	የመረበሽ ስሜት
Network	አውታረ መረብ፣ የተጠላለፈ መረብ፣ አሳግርት
Network connection	የአውታረ መረብ ተያያዥነት

Amharic Medical Language Anthology

Neuralgia	የነርቭ ሕመም
Neurologist	የነርቭ ሐኪም
Neurology	የነርቭ ጥናት
Neuron	የነርቭ ሕዋስ
Neurosis	የአዕምሮ ችግር ህመም
Neurosurgery	የነርቭ ቀዶ ጥገና ሕክምና
Neurosurgeon	የነርቭ ቀዶ ጥገና ሐኪም
Neurotransmitter	የነርቭ አስተላላፊ ንጥረ ነገር
Nervous system	ሥርዐተ ነርቭ፤ የነርቭ ስርዓት
NICU (Neonatal Intensive Care Unit)	የአራስ/ ሕፃናት ከፍተኛ እንክብካቤ ክፍል
Normal	ሁኔታው የተለመደ ጤናማ መደበኛ ትክክለኛ
Nosebleed/ epistaxis	ነስር
Nose	አፍንጫ የማሽተት ችሎታ
Nostril	የአፍንጫ ቀዳዳ
Nuclear medicine	የኑክሌር ሕክምና /ምርምር ፤ በምርመራ እና በሕክምና ውስጥ የራዲዮአክቲቭ ንጥረ ነገሮችን/ የመጠቀም ሕክምና
Numbness/hypoesthesia	የመደንዘዝ ስሜት/ድንዛዜ
Nutrition	ሰነ ምግብ፤የምግብ ጥናት

Amharic Medical Language Anthology

Nutritionist	የምግብ ጥናት ባለሙያ
Oculomotor	የዐይን አንቀሳቃሽ ነርቭ
Occupational therapist	ከስራ ጋር የተያያዙ ሕክምና ባለሙያ
Olfactory nerve	ማሽተት ነርቭ
Oncology	የዕጢዎች ጥናት እና ሕክምና
Oncologist	የካንሰርና የዕጢዎች ሐኪም
Opioids/opium/addictive drug	ሱስ የሚያስይዝ መድሃኒት
Optic nerve	ማያ ነርቭ፣ የእይታ ነርቭ
Origin	መነሾ መሠረት
Orthopedics	የጡንቻና የአጥንት ስርአት ጥናት
Orthopedic surgeon/orthopedist	የአጥንት ቀዶ ጥገና ሀኪም
Osteoarthritis	የአጥንት ህክምና ሐኪም
Osteomalacia	አጥንት መልፈስፈስ (የአዋቂ)
Osteopenia	የአጥንት ክብደት መቀነስ
Osteoporosis	**የአጥንት መሳሳት፣** አጥንቶች ሕብረ ሕዋሳቸውን በማጣታቸው በቀላሉ የሚሰባበሩ እና በቀላሉ የሚጎዱበት የጤና ሁኔታ
Otitis media	ማሀል ጆሮ ብግነት
Outpatient	ሆስፒታል ሳይገባ ህክምና የሚሰጥበት ሁኔታ

Over-the-counter drug	ያለ ማዘዣ በሱቅ ውስጥ ሊገዛ የሚችል ማንኛውንም መድሃኒት።
Oxygen /life-supporting component of the air.	**ኦክሲጅን፣** ሕይወት-ደጋፊ የአየር አካል
Pacemaker	የልብ ምትን የሚያስተካክል መሳሪያ
Palate	የአፍ ውስጠኛ ክፍል ትናጋ፣ ላንቃ
Palliative care	የህመም ማስታገሻ እንክብካቤ
Palpation	ዳበሳ፣ ዳሰሳ
Palpitation	የልብ ምት፣ ተንዘፈዘፈ፣ ትር /ትር አለ
Pancreas	ቆሽት
Paralysis	የሠውነት መሥለል፣ሽባነት፣ልምሻ ፣ ብድናት (በድንነት)፣መንቀሳቀስ አለመቻል
Paralytic	መጻጉዕ
Paralyze	ሽባ አደረገ ፣ዘጋ
Parasite	ጥገኛ ነፍሳት/ተውሳክ
Patella/kneecap	የጉልበት ሎሚ
Pathogens	በሽታ አምጪ ተህዋሲያን፣ **አቸንፍር**
Pathogenic	በሽታ አምጪ፣ አቸንፋሪ

Pathogenesis	የበሽታ ተህዋሲያን ወደ በሽታ ሁኔታ የሚወስደው ባዮሎጂያዊ ዘዴ (ወይም ስልቶች) ነው ። የበሽታውን አመጣጥ እና እድገት እንዲሁም አጣዳፊ፣ ሥር የሰደደ ወይም ተደጋጋሚ መሆንን ሊገልጽ ይችላል
Pathologist	በበሽታዎች ጥናት የሰለጠነ ባለሙያ
Pathology	የበሽታዎች ጥናት ፣ ጥናተ ደዌ፣ ስነቸነፈር፣ ስነ ደዌ
Peak age	ከፍተኛ ዕድሜ
Pediatric	የሕፃናት ሕክምና
Pediatrician	የሕፃናት ሐኪም
Pelvic bone	የዳሌ አጥነት
Pelvis	ዳሌ
Pericarditis	የልብ ሽፋን ብግነት
Perspiration	ላብ፣ ዉርዘታ
Phalanx	የጣት አጥንት
Phalanges	አፅመጣቶች
Pharynx/throat	ጉሮሮ
Phlegm	አክታ፣ በአተነፋፈስ መተላለፊያዎች ሽፋን ላይ የሚወጣው ወፍራም ፈሳሽ ነገር
Phobia	ጥላቻ፣ፍርሃት
Physical therapy	አካላዊ ሕክምና

Physiology	የአካላዊ /ተፈጥሯዊ ተግባር ጥናት
PICC (Peripherally Inserted Central Catheter) line	በጠርዝ/ዳር በኩል የሚገባ ማእከላዊ የካቴተር መስመር
Pinched nerve	የተቆረጠ ነርቭ
Pinkeye	ቀላ ያለ ዐይን
Pinky	ትንሽ ጣት
Pioneer	ፈር ቀዳጅ፣ ግምባር ቀደም ጀማሪ ቀዳሚነት የያዘ
Pituitary gland	ተቆጣጣሪ እጢ፣ አዋይ እጢ
Platelet (thrombocytes)	አርጊ ህዋሰ ደም፣ እንክብሊተ ደም
Pleura	ደረት ገበር፣ ልባስ ሳንባ ወአቃፊ
Pleural cavity	ሳንባ አኑር ወና
Pleura parietal	የጎድን ገበር
Pleura visceral	የሳንባ ገበር
Pleurisy (pleuritic)	የሣንባ በሽታ የሳምባ በሽታ
Podiatrist	ስለ እግር በሽታ የሚያጠና ባለሙያ
Podiatry	ስለ እግር በሽታ የሚያጠና የህክምና ክፍል
POLST (provider order for life-sustaining treatment)	ለሕይወት-ማቆያ ሕክምና አገልግሎት ሰጪዎች ትዕዛዝ የሕይወት ፍጻሜ እንክብካቤን ለማሻሻል
Polycystic/ multiple cysts	ብዙ ፈሳሽ ያለበት ከረጢቶች

Polycystic ovarian syndrome	የእንቁላል እጢ በብዙ ፈሳሽ ያለበት ከረጢቶች መያዝ
Polyp	ያልተለመደ የሕብረ ሕዋስ እድገት፣ ብዙውን ጊዜ ትናንሽ ፣ ጠፍጣፋ ፣ ጉብታዎች ወይም እንደ እንጉዳይ ያሉ ትናንሽ ያልተለመዱ የሕብረ ሕዋስ እድገቶች ነው፡፡
Polypharmacy	ብዙ መድኃኒቶችን በአንድ ጊዜ መጠቀም
Polyuria	ከመጠን በላይ መሽናት
Potassium	ፖታስየም
Predisposed	የተጋለጠ
Prenatal vitamins	የቅድመ ወሊድ ቫይታሚኖች
Presbyopia	በእርጅና ምክንያት ተጠግቶ ማተኮር/ማየት አለመቻል
Prescription	የመድኃኒት ማዘዣ የሐኪም ትእዛዝ
Prevalence	ስርጭት
Preventive	መከላከል፣ መከላከያ፣ የሚከለክል
Preventive medicine	የመከላከያ መድሃኒት/ህክምና
Preventive measures	የመከላከያ እርምጃዎች
Privilege	ልዩ መብት መስጠት
Procedure	ስነተግባር
Production	መሥራት፣ምርት፣ምረታ

Promote	አበረታታ፣ ከፍ ማድረግ፣አበለጠ፣ አጠቀመ
Protein	ገምቢ ምግብ (ፕሮቲን)
Psychiatrist	የአእምሮ ሐኪም
Psychiatry	ስነ አእምሮ
Psychological	የስነ ልቦና፣የአስተሳሰብ
Psychopathic	ወፈፍተኛ
Psoriasis	የሚያሳክክ የቆዳ በሽታ
PTSD (Post Traumatic Stress Disorder)	ከአደጋ በኋላ የሚከሰት የጭንቀት ችግሮች
Puff	ነፋ
Pulmonary	የሳምባ
Pulmonary artery	ሳምባዊ ደም ወሳጅ
Pulmonary circulation	ሳንባዊ ዝውውር/ዘውር
Pulmonary respiration	ሳንባዊ ትንፋሳ
Pulmonary vein	ሳንባዊ ደምመላሽ
Pulmonology	የመተንፈሻ አካላት በሽታዎች ጥናት
Pulmonologist	የመተንፈሻ አካላት ሐኪም
Pump	መንፊያ
Pupil	የዓይን ብሌን ፣የዓይን ብረት
Pus	መግል

Amharic Medical Language Anthology

Pyrosis/ heartburn	ቃር
Questionnaire	መጠይቅ
Rabies	እብድ ውሻ በሽታ፣ የእብድ ውሻ ንክሻ የሚያስከትለው በሽታ
Radiate (about pain)	በያቅጣጫው ተከፋፈለ
Radiate (about radiation)	ተፈነጠቀ፣ ጸደለ ብልጭልጭ አለ
Radiation therapy	የጨረር ሕክምና
Radioactive	ጨረር የማመንጨት ችሎታ
Radiology	ስለ ጨረር የሚያጠና፣ የጨረር እና ራዲዮአክቲቭ ንጥረ ነገሮችን ማጥናት
Radical	መሰረታዊ ለውጥ ፈላጊ ተራማጅ
Radical mastectomy	ጡትን ሙሉ በሙሉ ማስወገድ
Range of motion	የእንቅስቃሴ ክልል
Reaction	ግብረመልስ
Rectum	የትልቁ አንጀት የመጨረሻው ቀጥተኛ ክፍል፣ ሬብ
Rehab (rehabilitation)	መልሶ ማቋቋም
Relax	አላላ ለቀቀ ተወ ቀነሰ
Relapsing fever	የግርሻ በሽታ
Relieve	አቀለለ፣ አሳረፈ ፣አገዘ ፣ረዳ፣ማስታገስ
Renal artery	የኩላሊት ደም ወሳጅ

Amharic Medical Language Anthology

Renal circulation	ኩላሊታዊ ዝውውር/የደም
Renal vein	የኩላሊት ደም መላሽ
Reproductive health	የስነ ተዋልዶ ጤና
Reproductive organs	የመራቢያ አካላት
Reproductive system	የመራቢያ ሥርዓት
Residual	ቅሪት
Respiration	መተንፈስ፣ ትንፈሳ
Resuscitation	ማስነሣት፣ እንደገና ማንሰራራት
Retention	ማቆየት
Retina	አይነ ርግብ
Rheumatic Fever (RF)	በመገጣጠሚያዎች ላይ እብጠት እና ህመም የታየበት ተላላፊ ያልሆነ ድንገተኛ ትኩሳት
Rheumatism	ቁርጥማት
Rheumatoid arthritis (RA)	በዋነኝነት መገጣጠሚያዎችን የሚነካ የራስ-ሰር በሽታ
Rib	ጎድን፣ውግርት
Rickets	አጥንት አልፈስፍስ /ለህጻናት/
Ringing in the ears	በጆሮ ውስጥ መደወል
Ringworm/dermatophytosis	ጭርት
Root canal treatment	የጥርስ ህመምን ለማስታገስ እና ጥርስዎን ለማዳን **የስርወ-ቦይ ህክምና**

Amharic Medical Language Anthology

Rosacea	በተለምዶ ፊትን የሚነካ የረጅም ጊዜ የቆዳ በሽታ (መቅላት፣ ብጉር እብጠት እና ጥቃቅን እና ላዩን የተራቀቁ የደም ሥሮች የሚያስከትል) ፣ ብዙውን ጊዜ አፍንጫ ጉንጭ ግንባር እና አገጭን የሚያጠቃ
Runny nose/ rhinorrhea	የአፍንጫ ፍሳሽ
Sacrum	አኒሳ፣ ከተዋሃዱ የጀርባ አጥንቶች የተገነባው እና በታችኛው ጀርባ ውስጥ ባለ ሦስት ማዕዘን አጥንት፣ በሁለቱ የጭን አጥንቶች መካከል የሚገኝ
Saline	ጨውማ
Saline solution	ጨውማ ውህድ/ብጥብጥ
Saliva	ምራቅ
Salivary glands	የምራቅ እጢዎች
Sample	ናሙና
Scab	ቅርፊት፣ ልጥ ፣ቁስል ፣ቁስሉ ላይ የሚከሰት ደረቅ ሻካራ መከላከያ ቅርፊት
Scabies	እከክ
Scalp	የራስ ቆዳ ፣የራስ ቁርበት፣ አናት
Scale	መመዘኛ ደረጃ መስፈርት፣ እርከን፣ ማነፃፀሪያ መለኪያ
Scapula/ shoulder blade	ብራኳ፣ ትከሻ አጥንት፣ መጋፊያ

Amharic Medical Language Anthology

Scar	ጠባሳ/መዳ/፣የዳነ ቁስል ምልክት፣ ተቀርጾ የቀረ
Scar tissue	ጠባሳ ሕብረ ሕዋሳት
Scarlet fever	ትኩሳትን እና ቀይ ሽፍታ የሚያስከትል በሽታ
Sciatic nerve/ ischiatic nerve	ታፋዊ ነርቭ
Sciatic	ታፋዊ
Sciatica	ከታችኛው ጀርባ ወደ እግር የሚወርድ ታፋዊ ህመም
Scleroderma	የቆዳ እና ተያያዥ ህብረ ህዋስ የማያቋርጥ መጠንከርና እና መቀነስ
Scoliosis/ sideways curve	የጀርባ አጥንት (አከርካሪ) ወደጎን መጉበጥ
Seat belt	የደህንነት ቀበቶ፣ያደጋ ቀበቶ
Sebaceous gland	ውዝ እጢ፣ አሙካ እጢ
Sebum	ወዝ
Sedation	የመረጋጋት ወይም የእንቅልፍ ሁኔታን ለማምጣት ማስታገሻ መድሃኒት መስጠት
Sedative	የሚያስተኛ መድሃኒት፣የሚያረጋጋ መድሃኒት
Seizure	እንፍርፍሪት
Sensation	ስሜት፣ሕውስታ
Sensory nerve	ስሜት ነርቭ

Amharic Medical Language Anthology

Severe	ከባድ፣ ብርቱ ጥብቅ አሰቃቂ ጽኑ መጥፎ
Sexually active	ወሲባዊ ንቁ/ንቃት
Shortness of breath	የትንፋሽ እጥረት ወይም የመተንፈስ ችግር
Shoulder	ትከሻ፣ ጫንቃ
Shoulder blade/scapula/shoulder bone, wing bone or blade bone,	ትከሻ አጥንት ብራኳ፣ መጋፈያ
Shrink/psychiatrist	የአእምሮ ሐኪም
Sickle cell	ማጭዶ ሕዋስ
Sickle-cell anemia	የማጭዶ ህዋስ ደም ማነስ
Side effect	የጎንዮሽ ጉዳት
Sigmoid colon (pelvic colon)	ሲግማሰል ደንዳኔ (ዳሌግ ደንዳኔ)
Sinus	ቋሬ /ማቋሪያ/፣ በራስ ቅል ውስጥ የተቦረቦሩ ክፍተቶች የተገናኘ ስርዓት
Sinusitis	የቋሬ ሽፋን/ንፋጭ ገለፈት/ ብግነት
Skeletal muscle	የአፅም ጡንቻ
Skeletal system	ስረዓተ አፅም
Skin	ቆዳ
Skin graft	ቆዳን አዛወውሮ መትከል ቀዶ ጥገና
Skull/cranium	የራስ ቅል፣ጭንቅላት
Sleep study	የእንቅልፍ ጥናት

Slurred speech/ mumble	የንግግር መዘበራረቅ፣ አጉረመረመ
Small intestine	ትንሹ አንጀት፣ ቀጭን አንጀት
Smear	የአጉሊ መነፅር ጥናት ናሙና
Sneeze	ማስነጠስ
Sodium	ሶዲየም
Soluble	የሚሟሟ
Solute	ሟሚ
Solution	ውህድ፣ ብጥብጥ፣ ሙሙት
Sore	ቁስለት፣የቆሰለ የበሰበሰ ቁስል ከባድ
Spasm	የጡንቻ መኮማተር
Speech therapy/ therapist	የንግግር ሕክምና
Spinal cord	ሰረሰር
Spinal nerve	የሰረሰር ነርቭ
Spine	የጀርባ አጥንት፣ አከርካሪ
Spleen	ጣፊያ
Split	ተከፈለ፣ ተሰነጠቀ
Spotting	ነጠብጣብ
Sputum	አክታ
SSI (surgical site infection)	የቀዶ ጥገና ቦታ ማመርቀዝ
Stabbing pain	በሾለ እቃ እንደወጋ የሚሰማ ህመም

Amharic Medical Language Anthology

Stat (Latin statin) immediately	ወድያው
Sternum/breastbone	የደረት አጥንት
Stillborn	ሞቶ የተወለደ
Stimulants	የሚያነቃቁ
Stitches	ስፌቶች
Stitches removal	ስፌቶች መወገድ
Stomach	ጨጓራ፣ሆድ
Stool softener	ሰገራ ማለስለሻ
Strange	እንግዳ ነገር
Striated/striped/line/stria/ stretch marks	ሰርጓዳ/ ሰንበር/መስመር/ የዝርጋታ ምልክቶች
Stroke/CVA/cerebral vascular accident	የደም መርጋት በሽታ፣ አንጎል የደም ፍሰት በመቋረጡ ድንገተኛ የአካል ጉዳተኛ ጥቃት ወይም የንቃተ ህሊና ማጣት
Stuffy nose/congestion/runny nose/rhinorrhea	የተዝረከረከ አፍንጫ/የአፍንጫ ፍሳሽ
Sty	ዐይን አካባቢ የሚወጣ እብጠት /ቁስል
Substance abuse	ንጥረ ነገር አላግባብ መጠቀም
Suppository	በፊንጢጣ ወይም በሴት ብልት ውስጥ የሚገባ
Surgery	ቀዶ ጥገና ቀዶ ህክምና፣ ኦፔራሲዮን

Suture	ስፌት
Swallow	መዋጥ፣ ዋጠ ፣ለሙብል
Sweat	ማላብ ፣ላብ፣ወዛ፣ተቅለጠለጠ
Swelling (edema)	እብጠት
Syndrome	ደምረህመም (ቅምረ ህመም)
Tape worm	የኮሶ ትል፣ ኮሶ
Taste buds	አጣጣሚ፣ የማጣጣም ችሎታ፣ ጣእም፣ መቅመስ
Tear	በጠሰ ተረተረ ተቀደደ፣እንባ
Teething	ጥርስን አወጣ
Temple	ግራና ቀኝ ያለው ጠፍጣፋ የግንባር ክፍል
Temporal bone	የጆሮ ግንድ አጥንት
Tenderness	ለህመም ስሜት፣ ለመንካት ወይም ለመጫን ያልተለመደ የስሜት
Tendon	ጅማት
Tetanus	መንጋጋ ቆልፍ
Thigh	ታፋ፣ ጭን ፣ወርች
Throat/pharynx	ጉሮሮ
Throbbing pain	የሚጠዘጥዝ ህመም
Thyroid gland	የእንቅርት እጢ

Amharic Medical Language Anthology

Thyroid hormone	የእንቅርት እድገንጥር
Thyroid stimulating hormone	የእንቅርት ቀስቃሽ እድገንጥር
Thyrotrophic hormone	እንቅርት ጎሽማጭ ሆርሞን
Thumb	አውራ ጣት
Tibia/shinbone	ቅልጥም፣ ውስጥ አፅመባት
Tightness/pressure	ማጥበቅ፣ መጨናነቅ
Tinnitus	በጆሮዎ ውስጥ መደወል ወይም መጮህ
Tingling/ prickling	የመወጋጋት ስሜት/ በሹል ነገር የመወጋት ህመም/፣ ንክሻ
Tissue	ህብረህዋስ
TMJ (temporomandibular joint)	የጆሮ ግንድ እና መንገጭላ (የታችኛዉ) አጥንት መገጣጠሚያ
Toenail	የእግር ጥፍር
Tonsils	ከጉሮሮ ግራና ቀኝ ያለ የአካል ቁራጭ **አንቃር፣ ቶንሲል**
Tongue	ምላስ
Tooth	ጥርስ
Tooth decay	የጥርስ መበስበስ
Topical/local	በቆዳ ላይ ወይም በውጫዊ ገጽ ላይ /ካባቢያዊ
Toxin/lethal, noxious, or poisonous	መርዝ /ሱም/፣ ገዳይ፣ አደገኛ ወይም መርዛማ

Amharic Medical Language Anthology

Toxicity	መርዛምነት
Toxicology	ስነ መርዝ
Trachea (windpipe)	የአየር ቧንቧ፣ ቀሰብ፣ ትንቧ
Transition	ሽግግር ማለፍ
Trembling/shaking or quivering,	የሚያንቀጠቅጥ፣ እየተንቀጠቀጠ
Tuberculosis/pulmonary tuberculosis	ሳንባ ነቀርሳ
Tumor	እብጠት
Ultra-/extremely/exceedingly/excessively	እጅግ በጣም/ከመጠን በላይ
Ultrasonic	ልእለ ድምፀታዊ
Ultrasonic wave	ልእለ ድምፀታዊ ሞገድ
Urgent care	አስቸኳይ እንክብካቤ
Uric acid	የፐዩሪን ኑክሊዮታይድ ንጥረ-ነገር (ሜታቦሊዝም) ውጤት ሲሆን መደበኛ የሽንት አካል ነው
Urinate	ሽና
Urinary bladder	የሽንት ፊኛ
Urinary system	የሽንት ስርዓት
Urine	ሽንት

Amharic Medical Language Anthology

Urology	የሽንት ስርዓት/ቱቦን እና የወንዶች የመራቢያ ስርዓት ጥናት
Urologist	የሽንት ቱቦን/ስርዓት እና የወንዶች የመራቢያ ስርዓት ሐኪም
UTI (Urinary Tract Infection)	የሽንት ቧንቧ ማመርቀዝ/በጀርም መያዝ
Uvula	እንጥል
Vaccine	የክትባት መድኃኒት ክትባት
Valve	መቆጣጠሪያ፣ክፍክድ (ከክፍት ከድን)
Varicose veins	ግትርትር ደም መላሽ
Vein	የጥቁር ደም አገዳ፣ ደም መላሽ
Vertebrae	አከርካሪ (ደንደስ)፣ የጀርባ አጥንት
Vesicle	ውሃቋጠር (ቆዳ)
Victim	ሰለባ፣ ተጎጂ፣ የተጎዳ
Vision	የማየት ችሎታ፣ እይታ
Visceral	የውስጥ አካል
Vital signs	ወሳኝ ምልክቶች
Vomiting/regurgitate, puking, throwing up, emesis,	አስመለሰ፣ አስታወከ፣ ተፋ
Voluntary	በፈቃደኝነት
Waist	ወገብ
Ward/department/compartment/unit	በሆስፒታል ውስጥ የተለየ ክፍል

Amharic Medical Language Anthology

Watery eyes/epiphora/excessive tearing	የተትረፈረፈ እንባ
Weakness	የአካል ድካም፣ ጉድለት፣ መድከም
Wheelchair access	የተሽከርካሪ ወንበር ተደራሽነት
Wheezing/whistling sound/rattle	የማፏጨት ድምፅ፣ ማቃተት
Windpipe, trachea	የአየር ቧንቧ
Wisdom tooth/third molar	በመጨረሻ የሚበቅል የመንጋጋ ጥርስ /ሦስተኛው ጥርስ
Worms	ትላትል፣ተውሳክ
Wound	ቁስል፣ ቁስለት
Wrist	የአእጅ እንጓ
Zygomatic bone	ጉንጭ አጥንት (ጉንጭ አፅም)

Amharic Medical Language Anthology

Chapter 17. References (ዋቢ ጽሑፎች)

1. Amharic dictionary (amharicpro.com) (English- Amharic Dictionary)

2. A Table of languages (Geez- Amharic-English Dictionary)

3. Dictionary, Encyclopedia and Thesaurus - The Free Dictionary

4. FynSystems.com/ Amharic dictionary version: 14.2.6-2020 (Free application)

5. Geez-Amharic Dictionary pro (purchased application)

6. Glosbe my dictionary (Multilang Dictionary Glosbe application)

7. https://dictionary.abyssinica.com

8. https://linguava.com/documents

9. http://ohcia.org/class lectures.

10. https://passporttolanguages.com/documents

11. https://translate.google.com

12. Medical terminology in a flash third edition, a multiple learning styles approach, Lisa Finnegan. Sharon Eagle

13. Medical Language: Terminology in Context, MELODIE HULL

14. Mosby's pharmacy technician principle and practice, fifth edition. DAVIS. GUERRA

15. Mosby's Review for the pharmacy Technician Certification Examination, Third Edition, JAMES J MIZNER

Amharic Medical Language Anthology

16. Vaccine Information Statements - VISs - CDC information sheets for patients (immunize.org)

17. Word Parts and What They Mean: MedlinePlus

18. https://my.bible.com/bible/111/PSA.23.1-3,6
19. https://my.bible.com/bible/111/PHP.1.3,9